JN433930

치요야~ 투투를 도와줘!

글쓴이 | 김희옥 · 박미향 · 박수진
정이슬 · 조선희 · 정영란
그린이 | 박미향

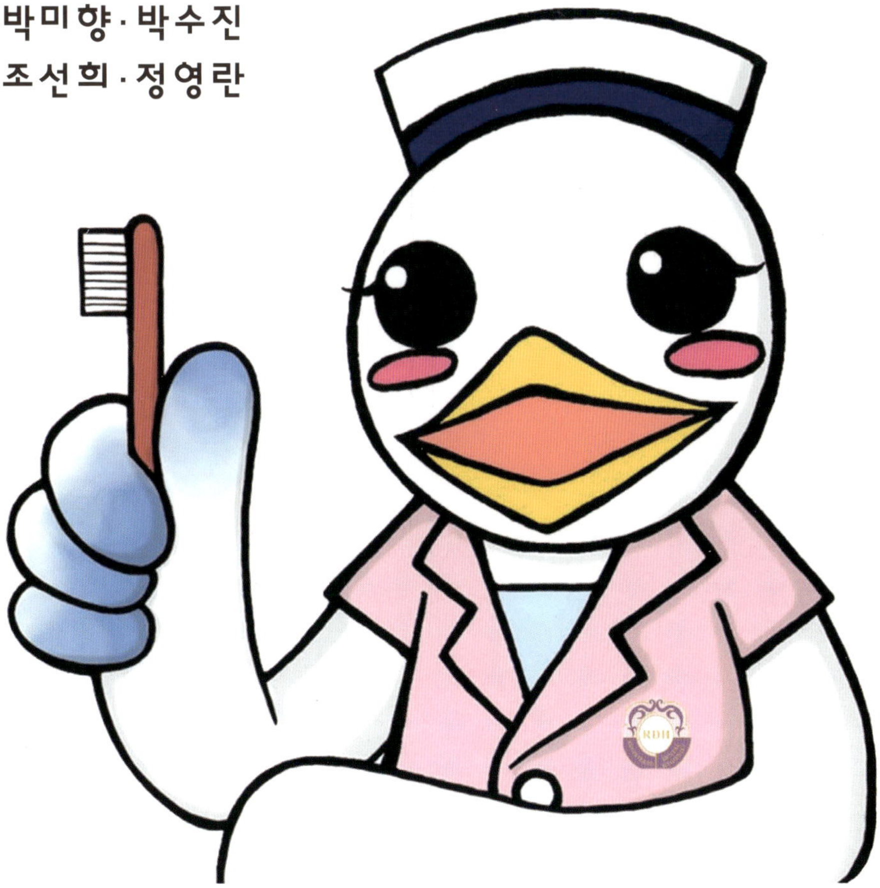

대한나래출판사

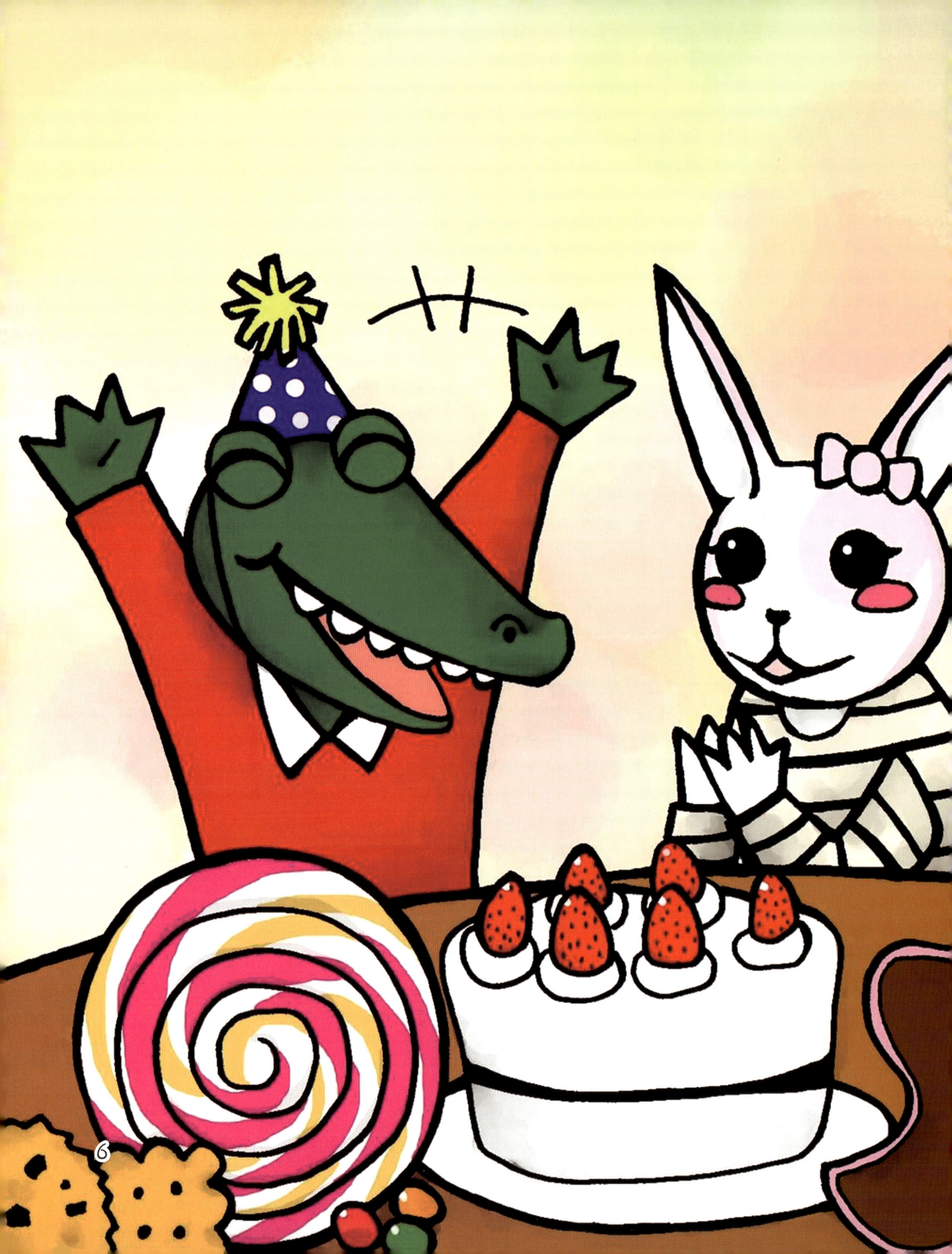

오늘은 달콤마을 투투의
5번째 생일이에요.

"투투야 생일 축하해!"

"얘들아 고마워~!"

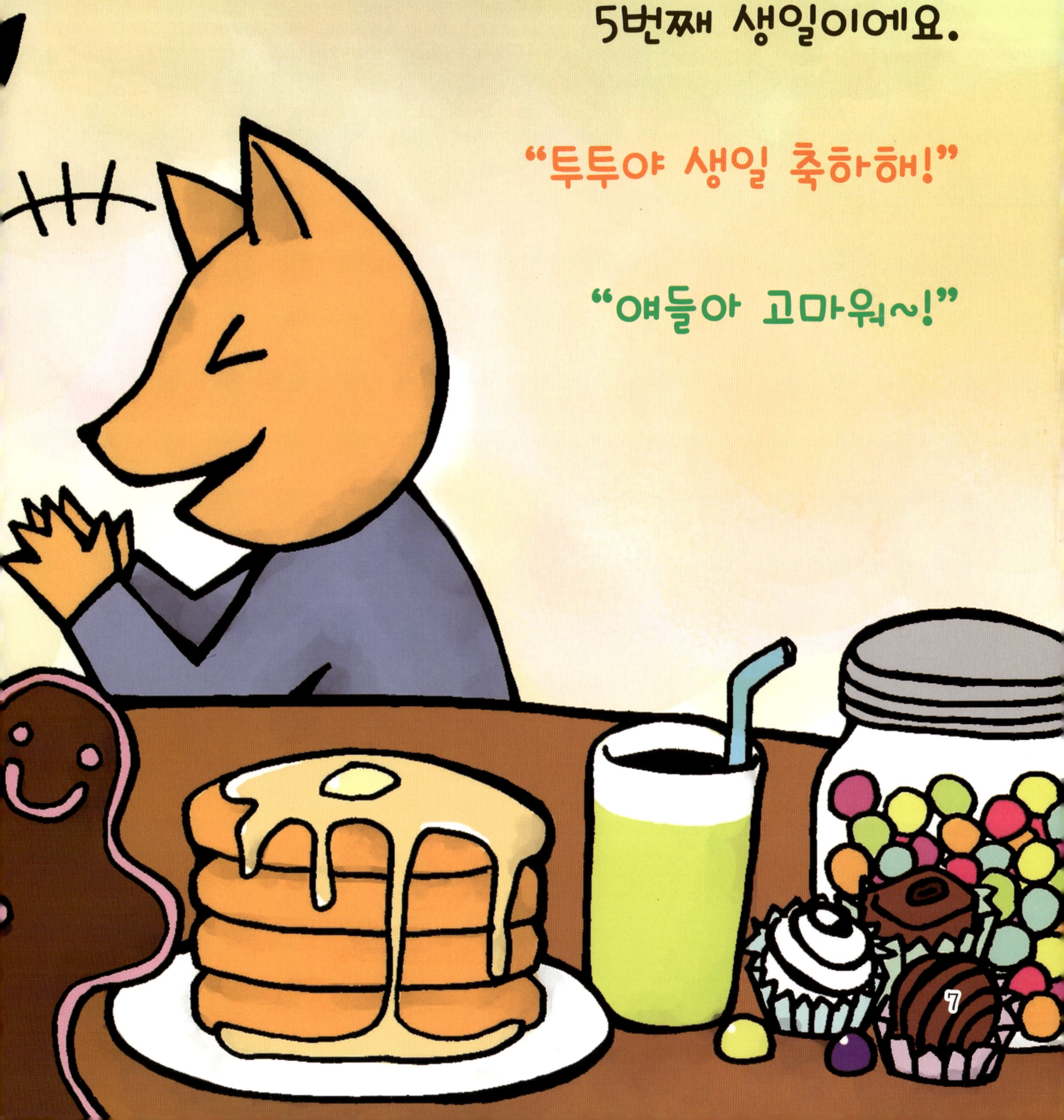

치카푸카 마을의 퐁이도
투투의 생일을 축하해 주러 왔어요.

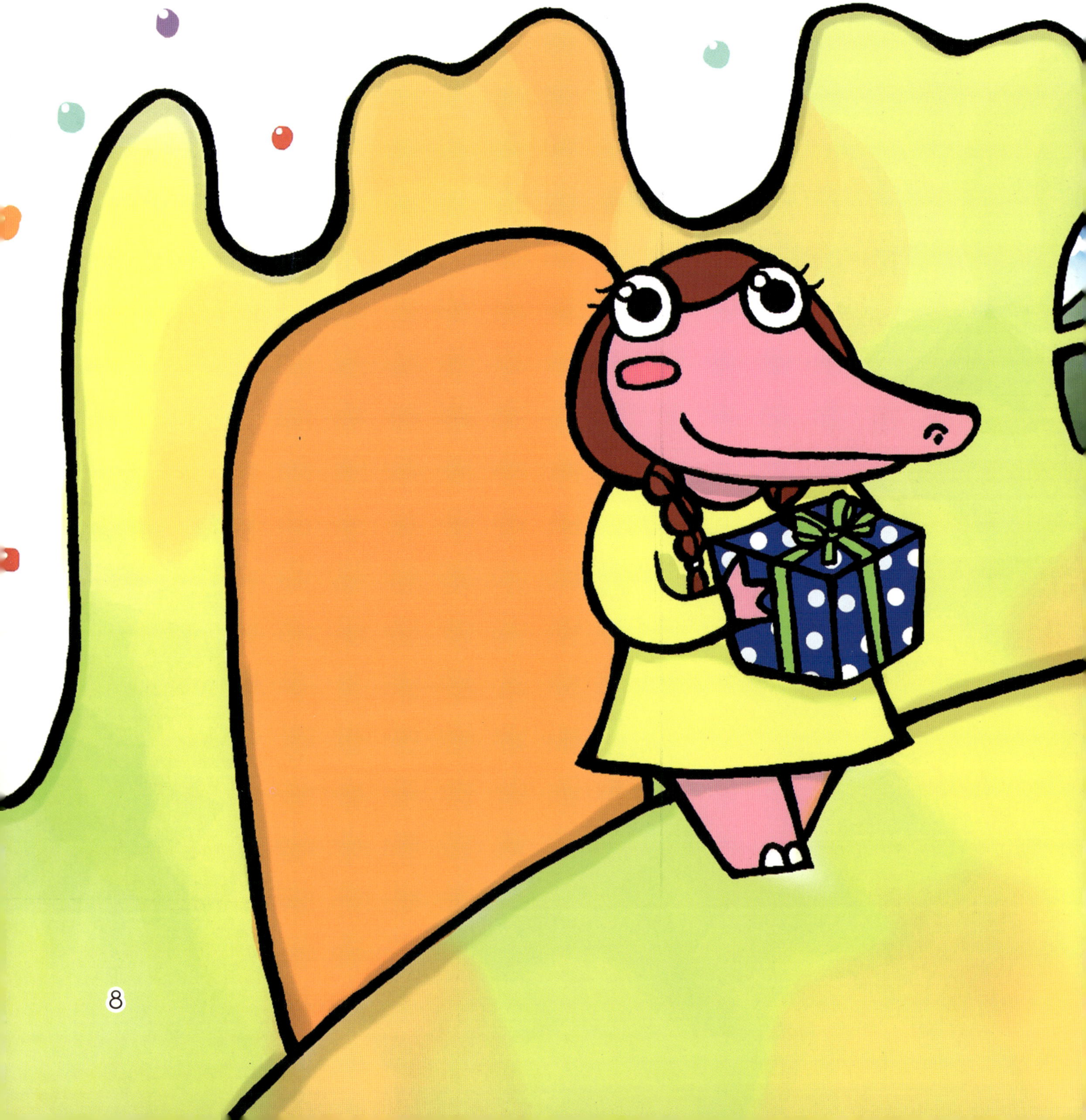

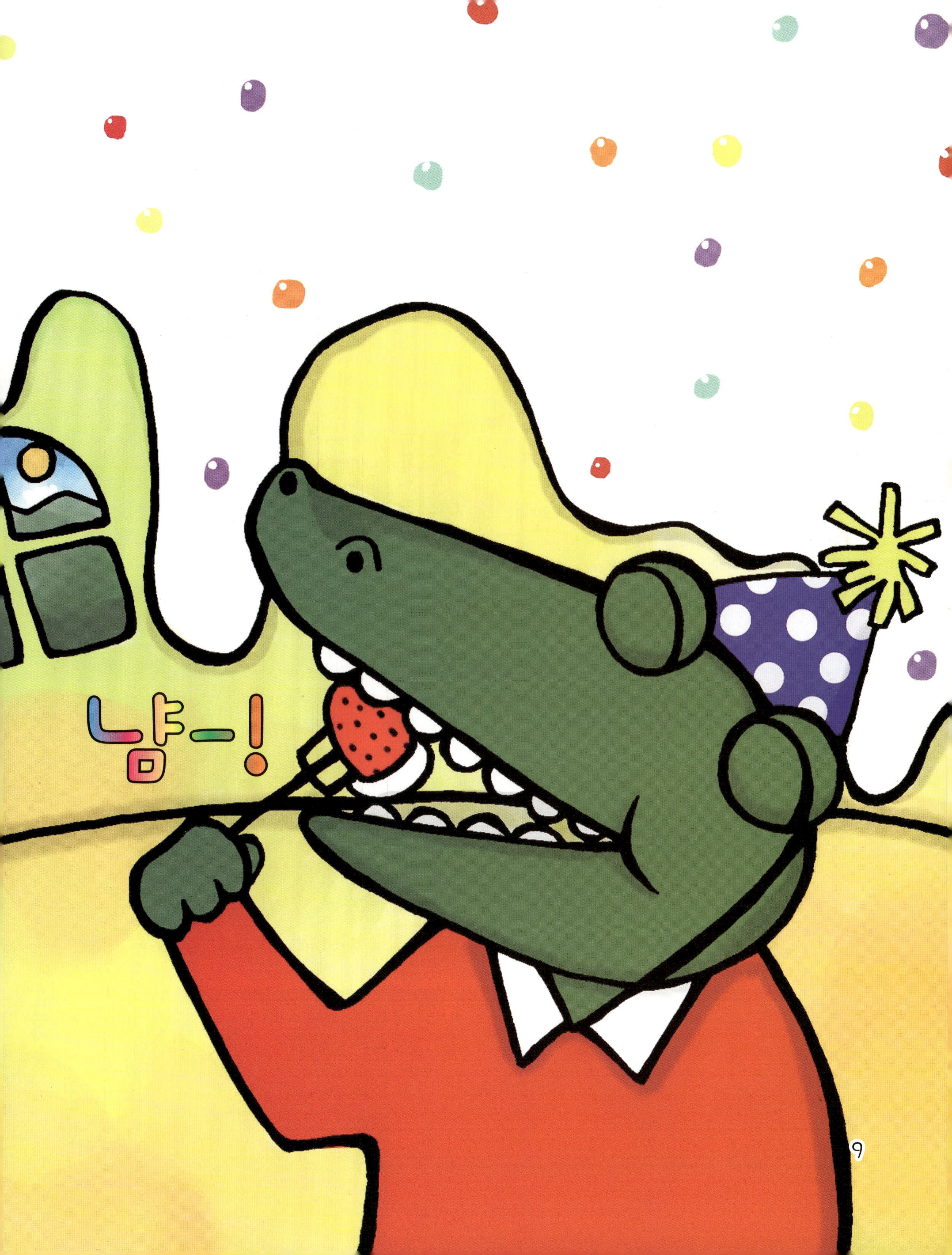
냠—!

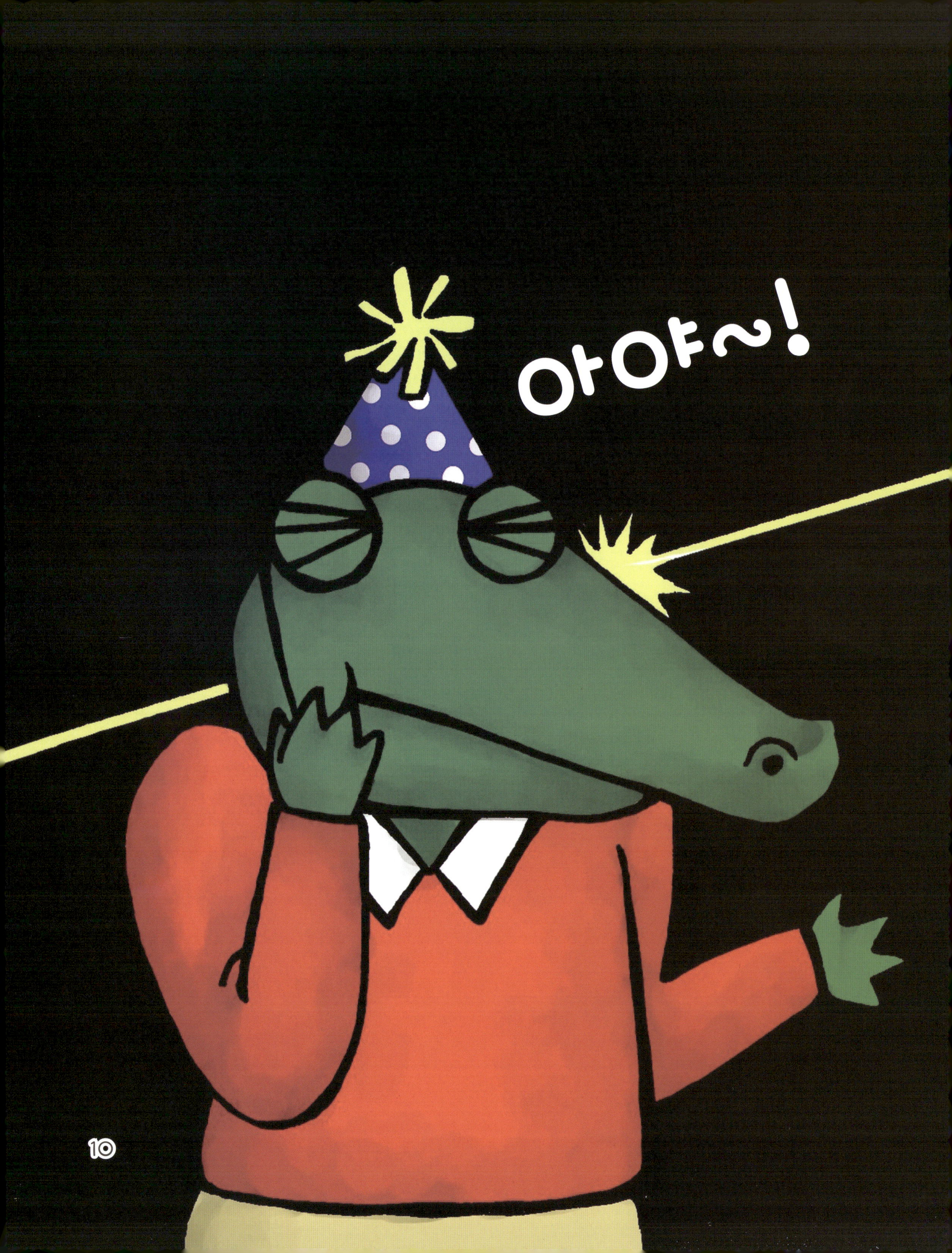
아야~!

"투투야 무슨 일이야?"

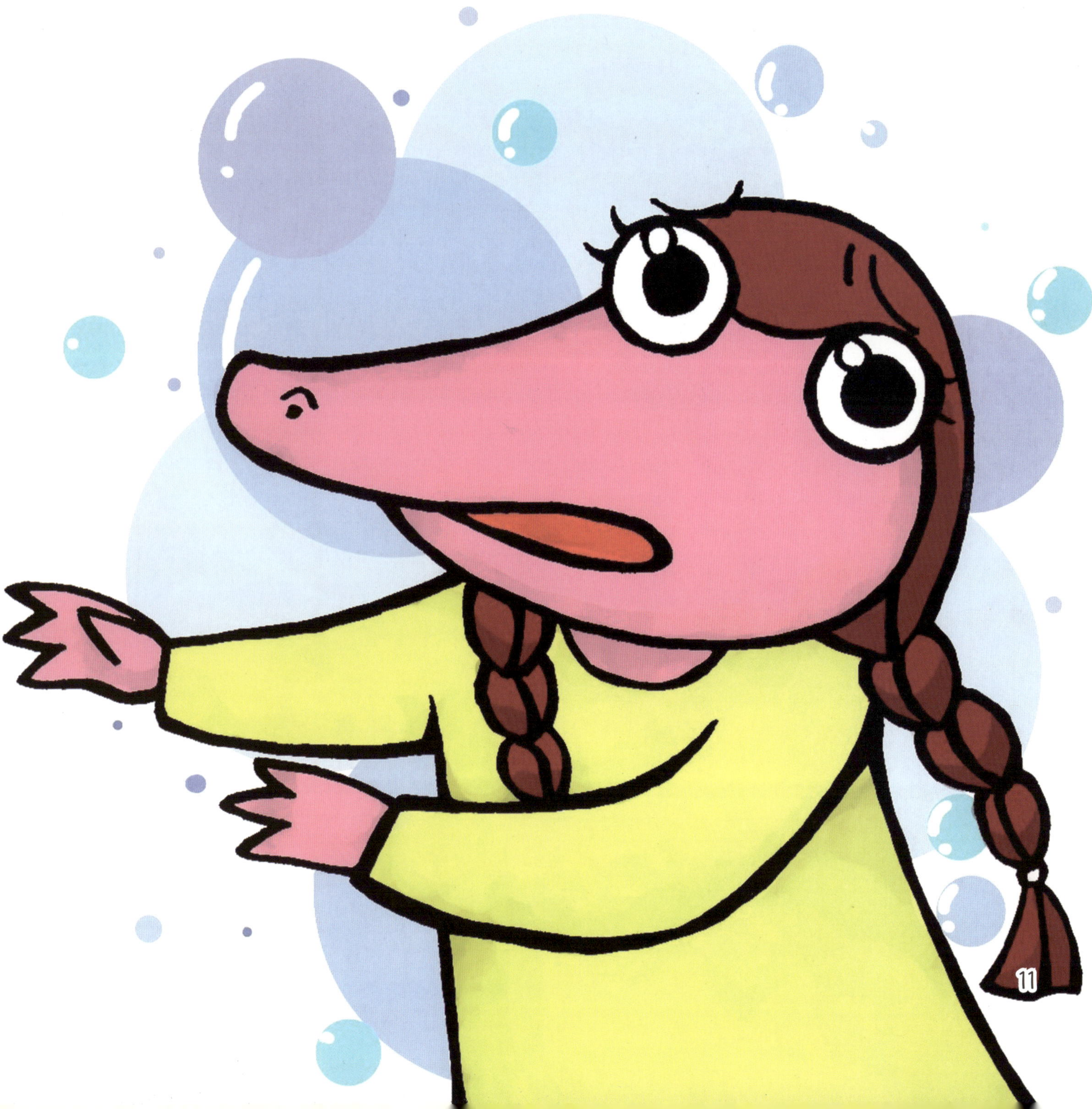

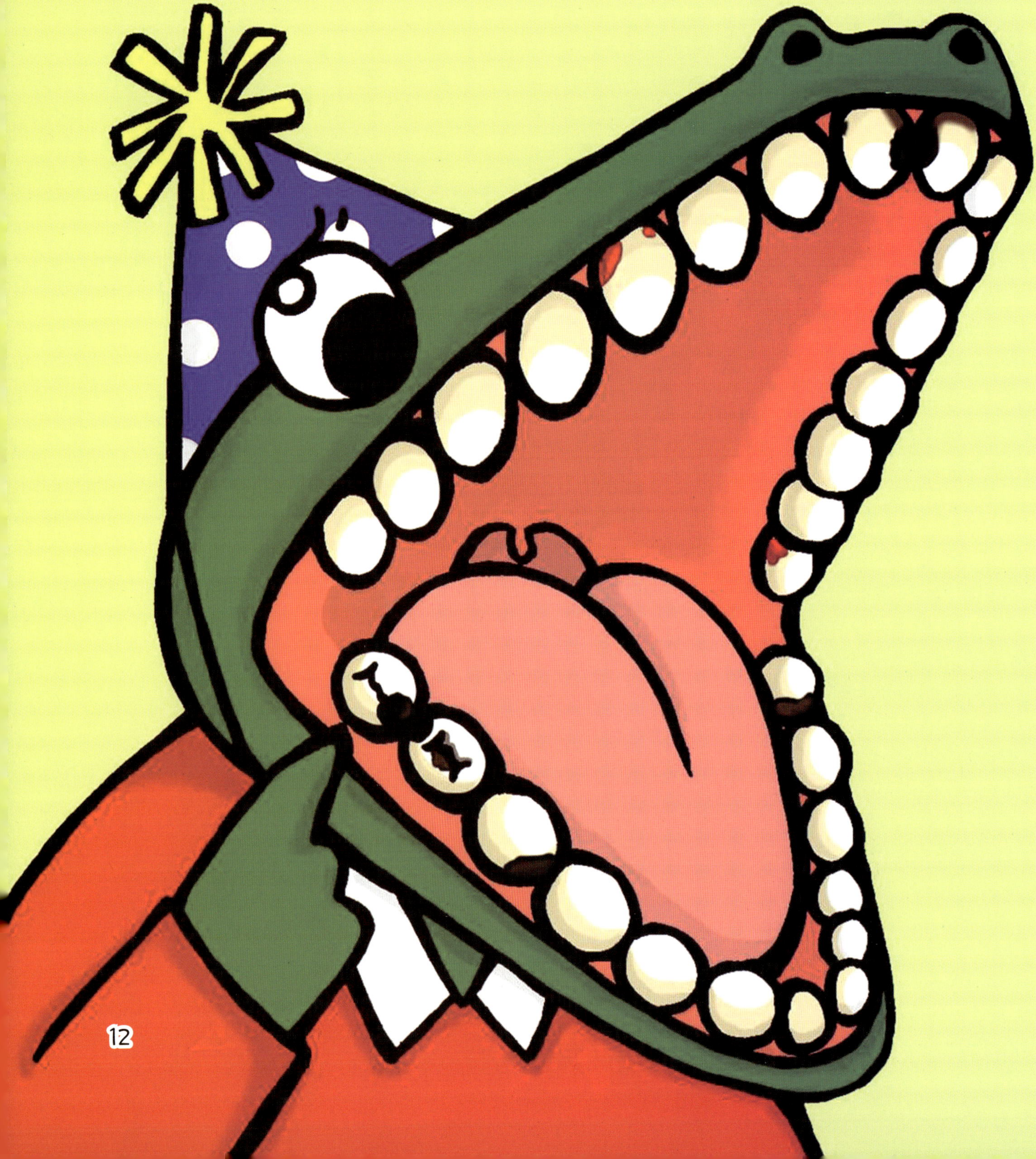

"여기가 너무 아파!"

"어머! 여기가 까매~"

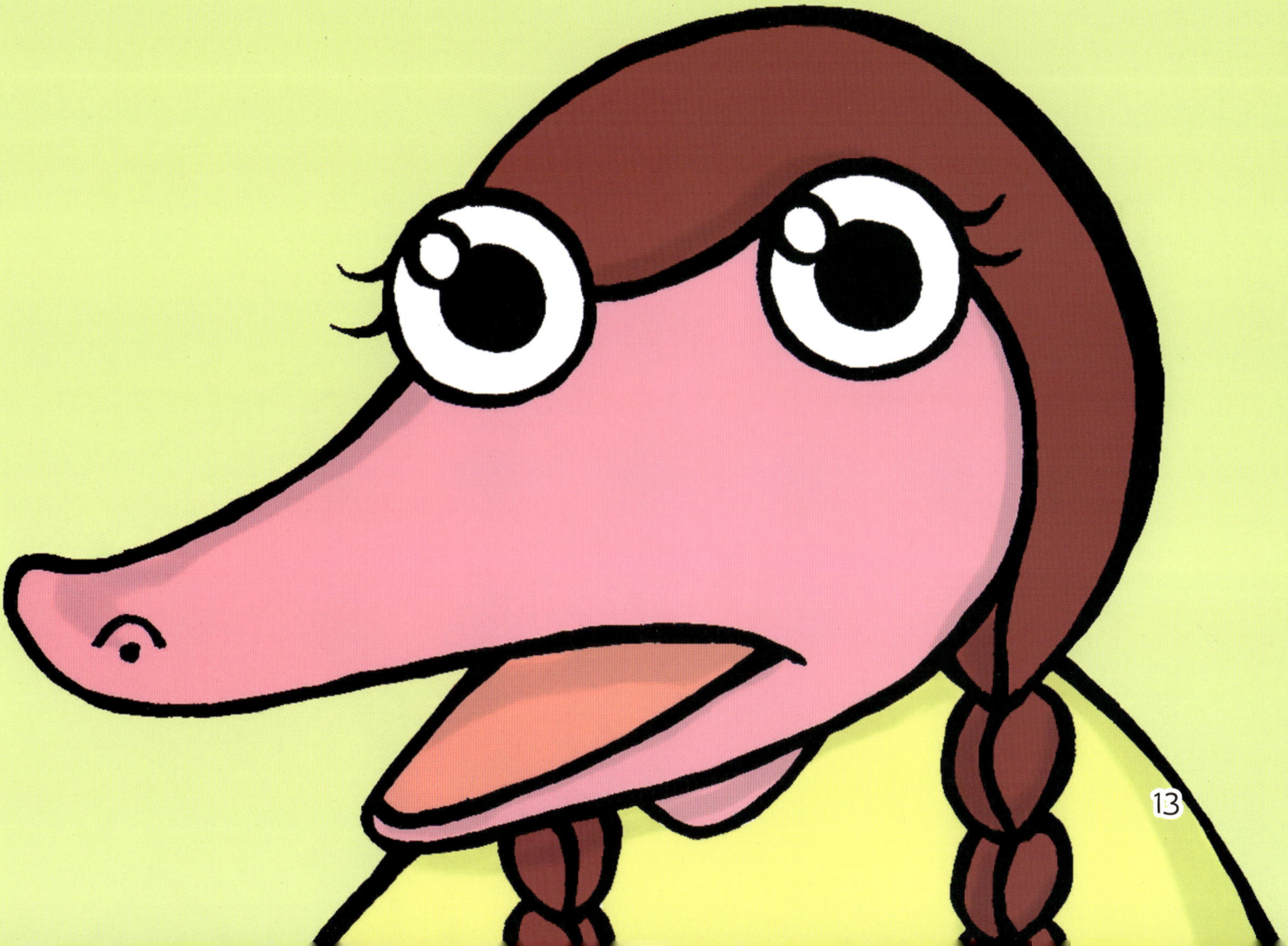

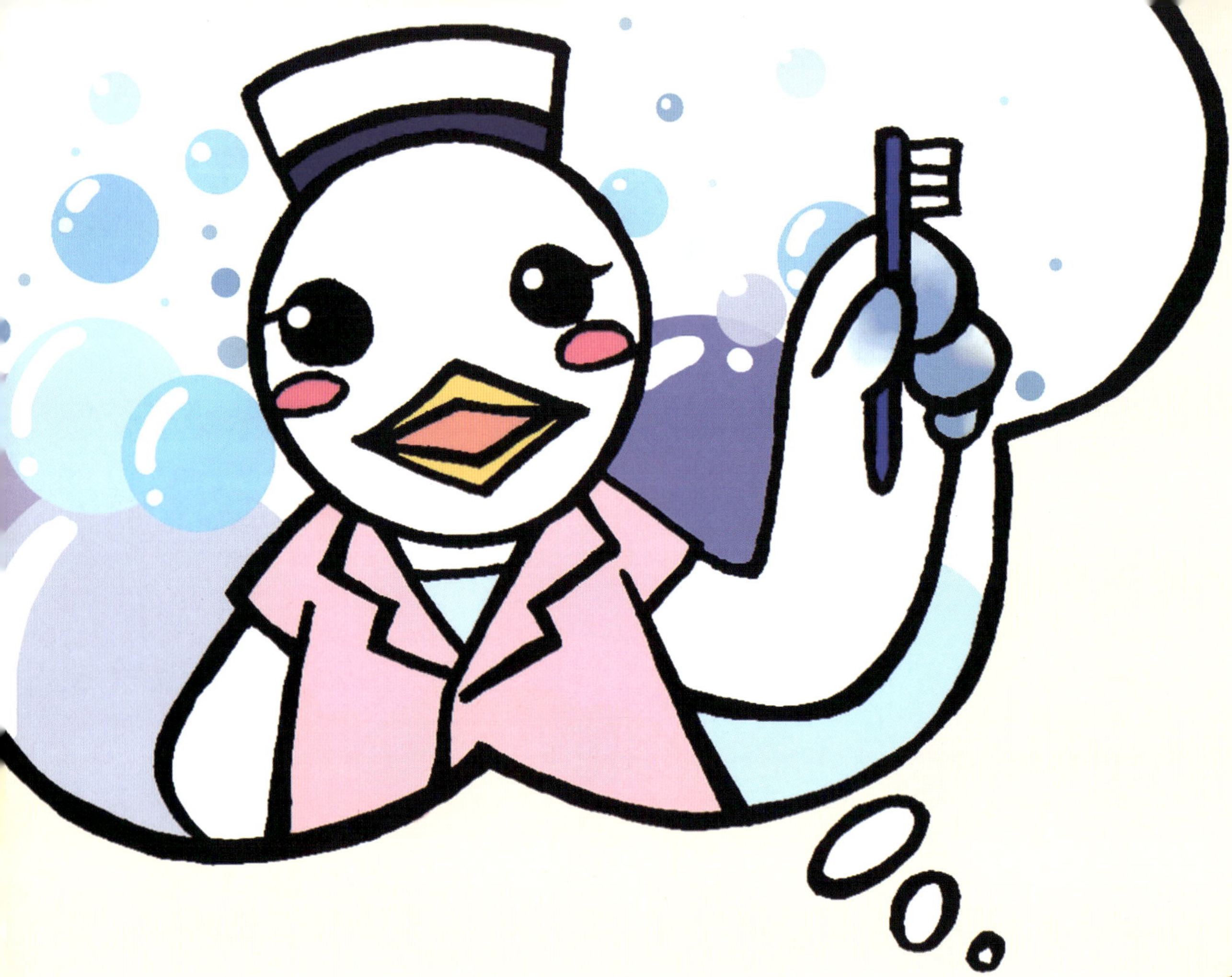

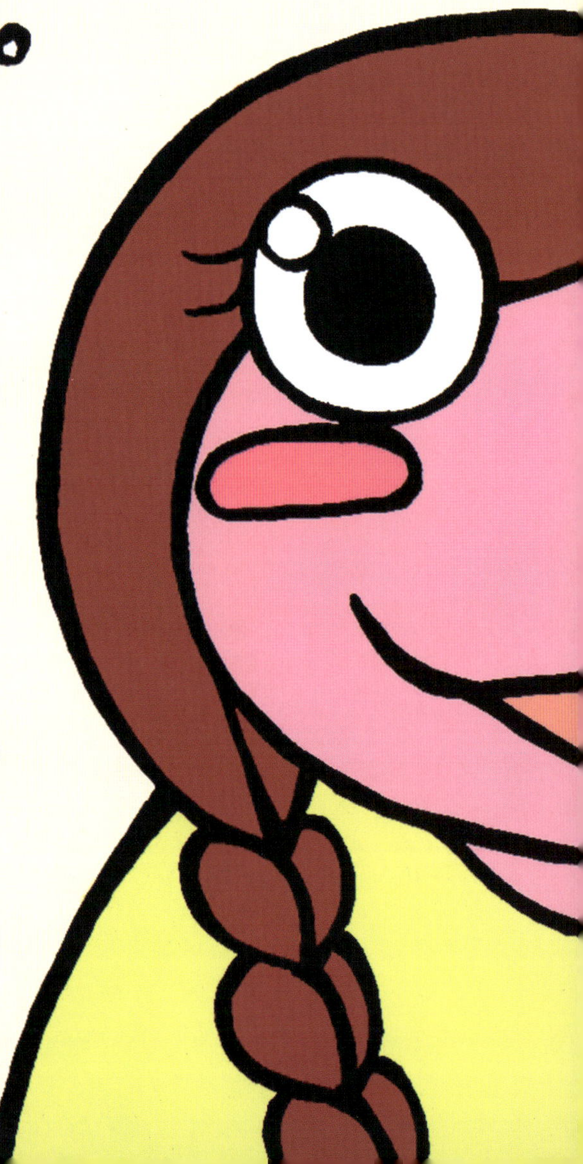

투투가

이가 아파 어쩔 줄 몰라 하자

퐁이는 치요가 생각났어요.

"투투야, 너 치요 모르니?"

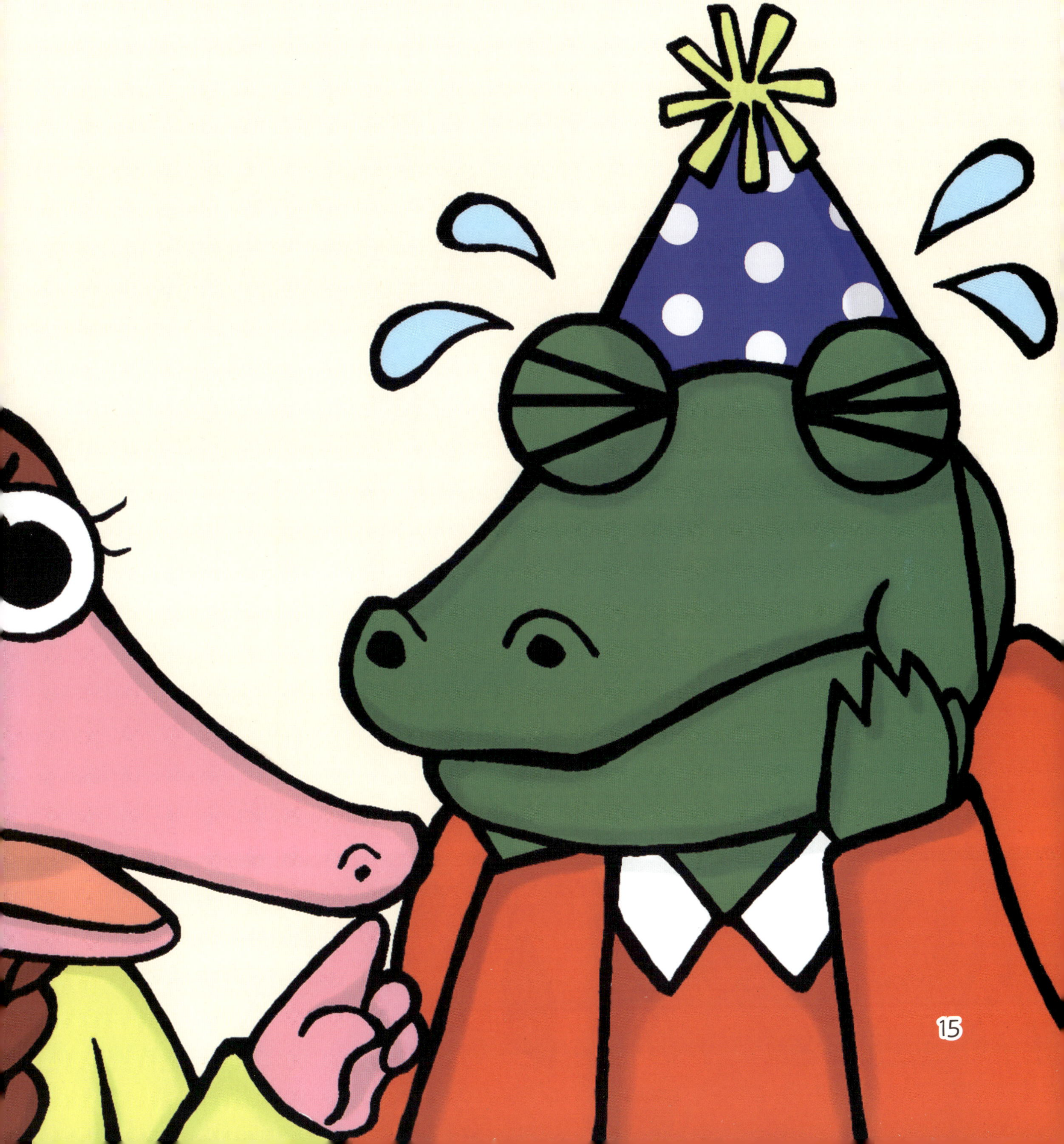

"치요가 누구야?"

"치요는 치아의 요정이야.
우리 한번 만나보자!"

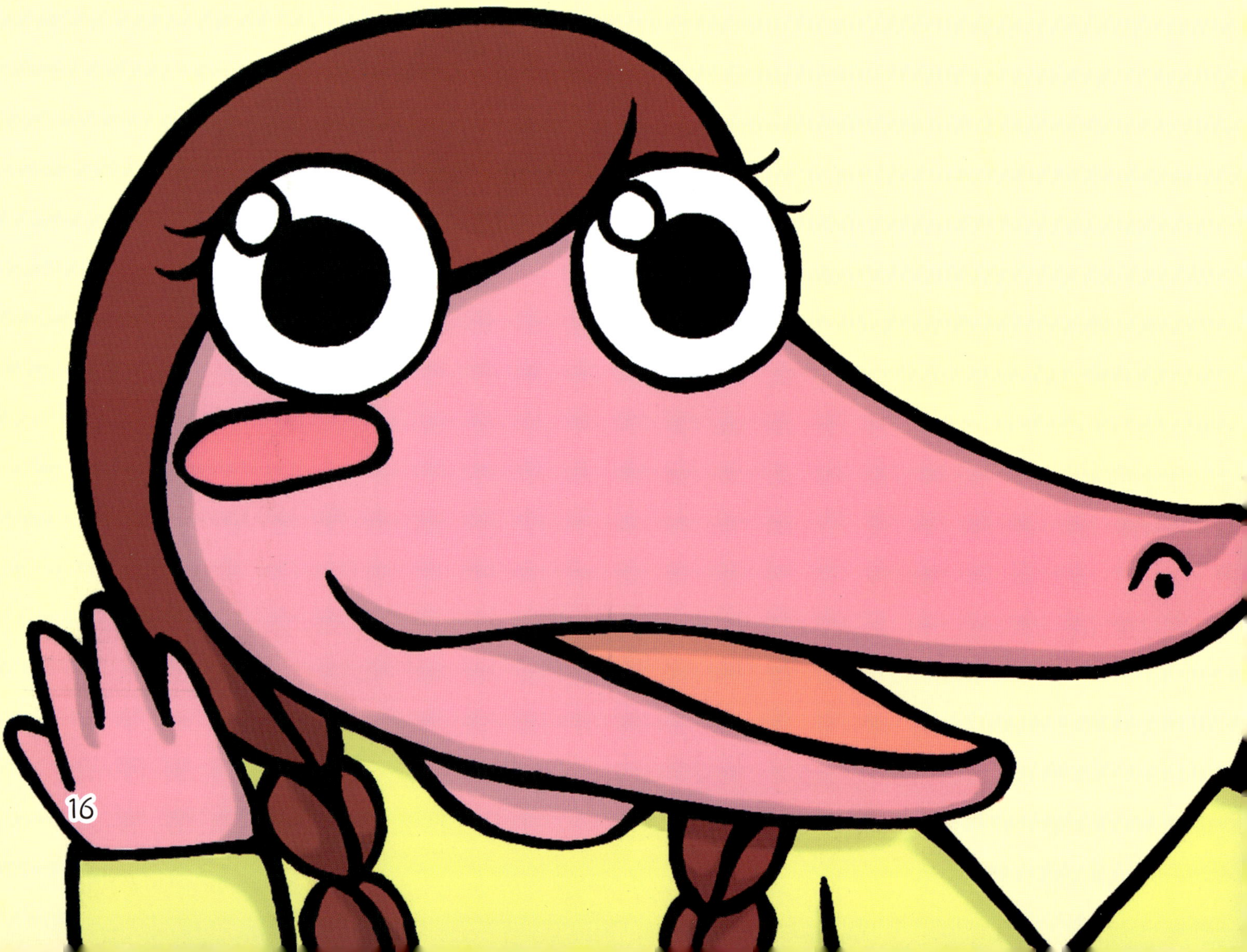

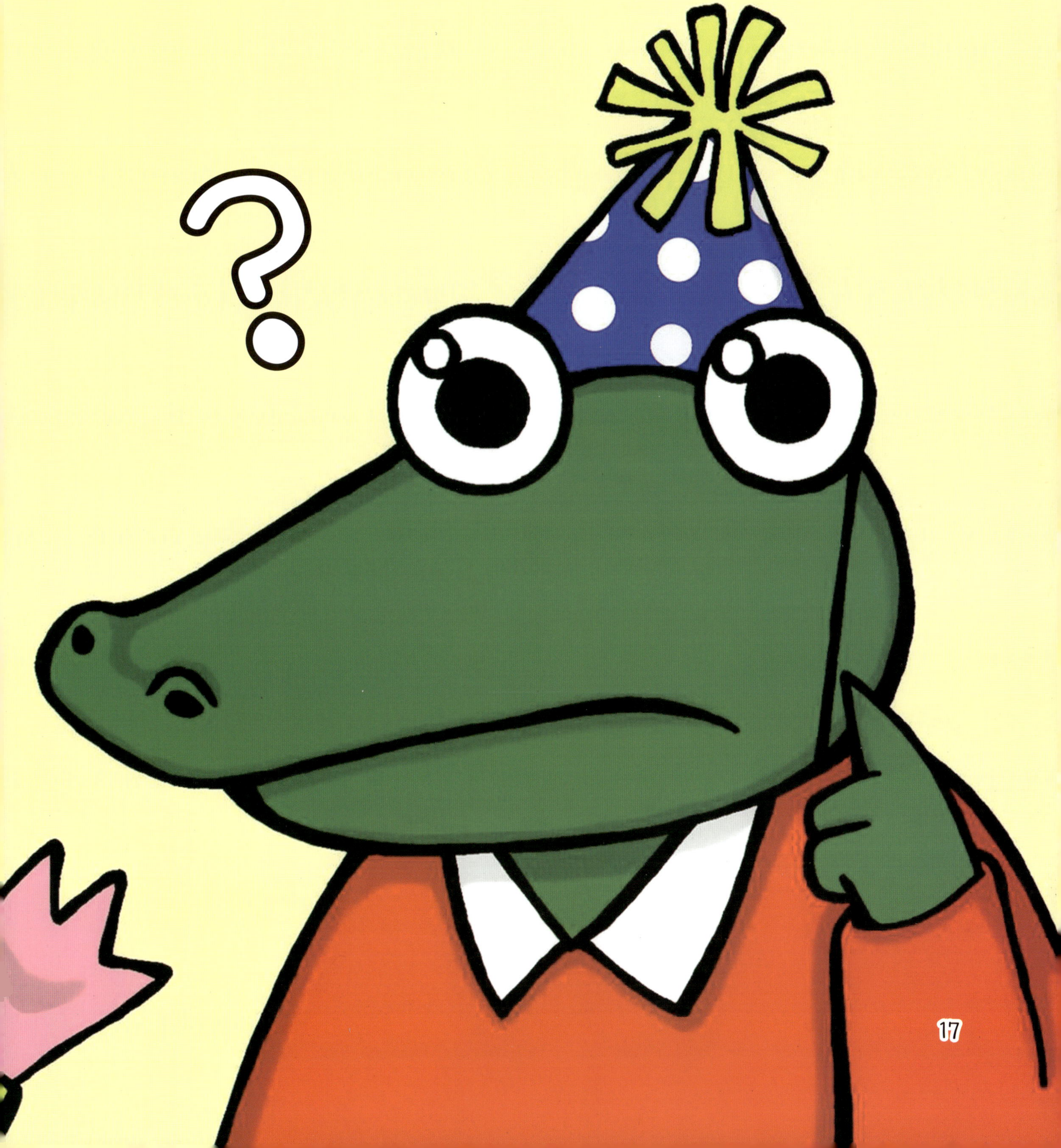

치요야~! 투투릉

도와줘!!

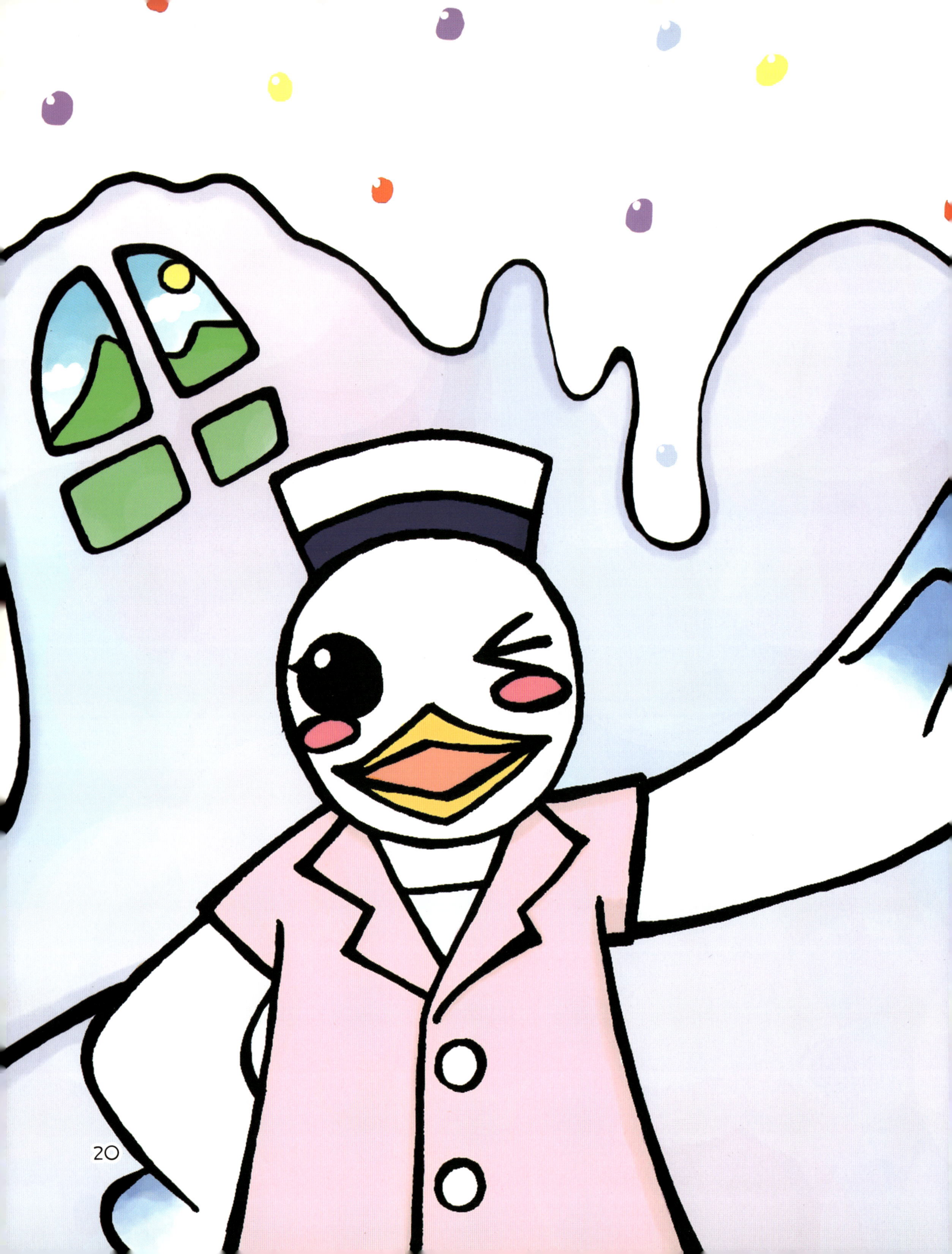

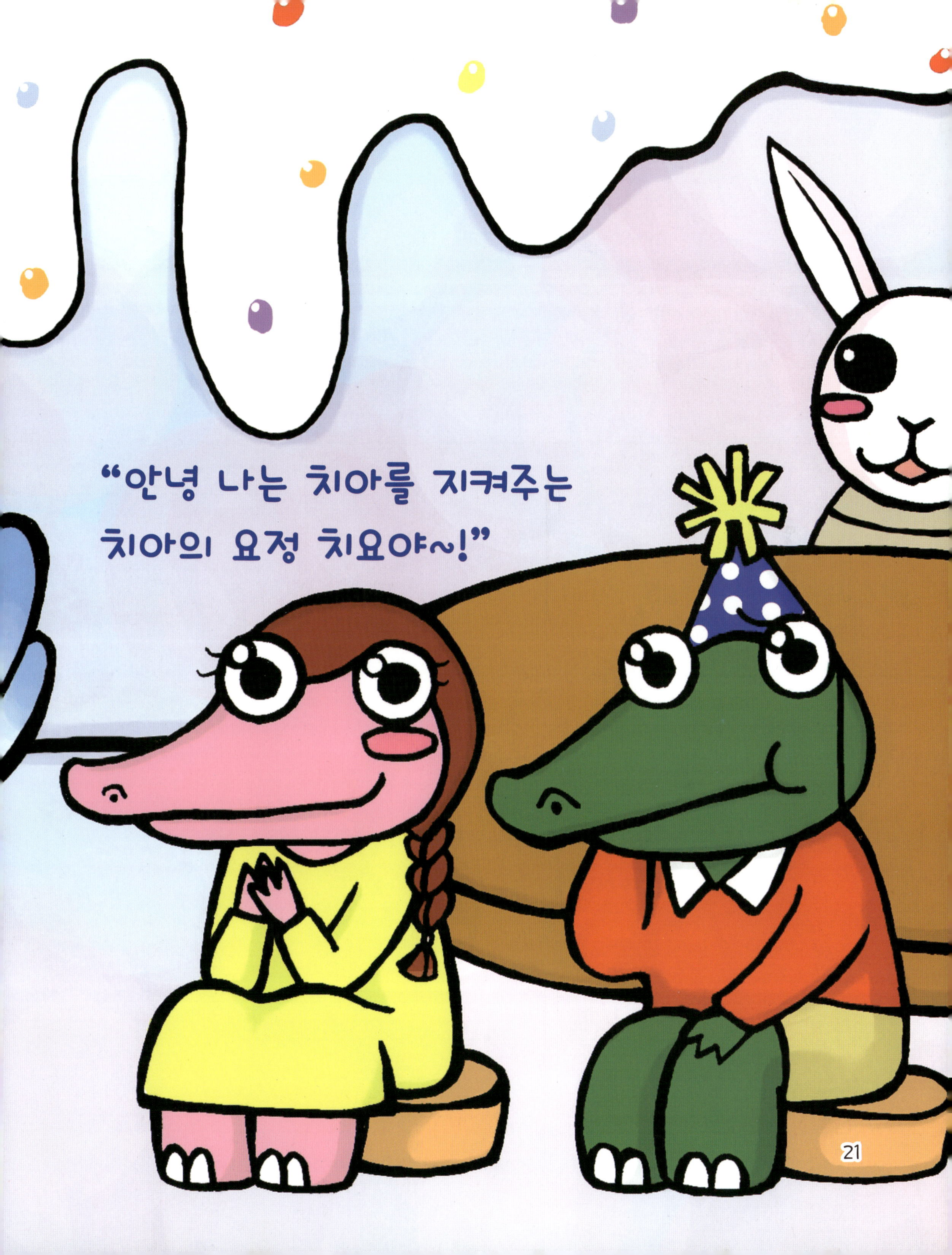

"안녕 나는 치아를 지켜주는
치아의 요정 치요야~!"

"투투야 무슨 일이니?"

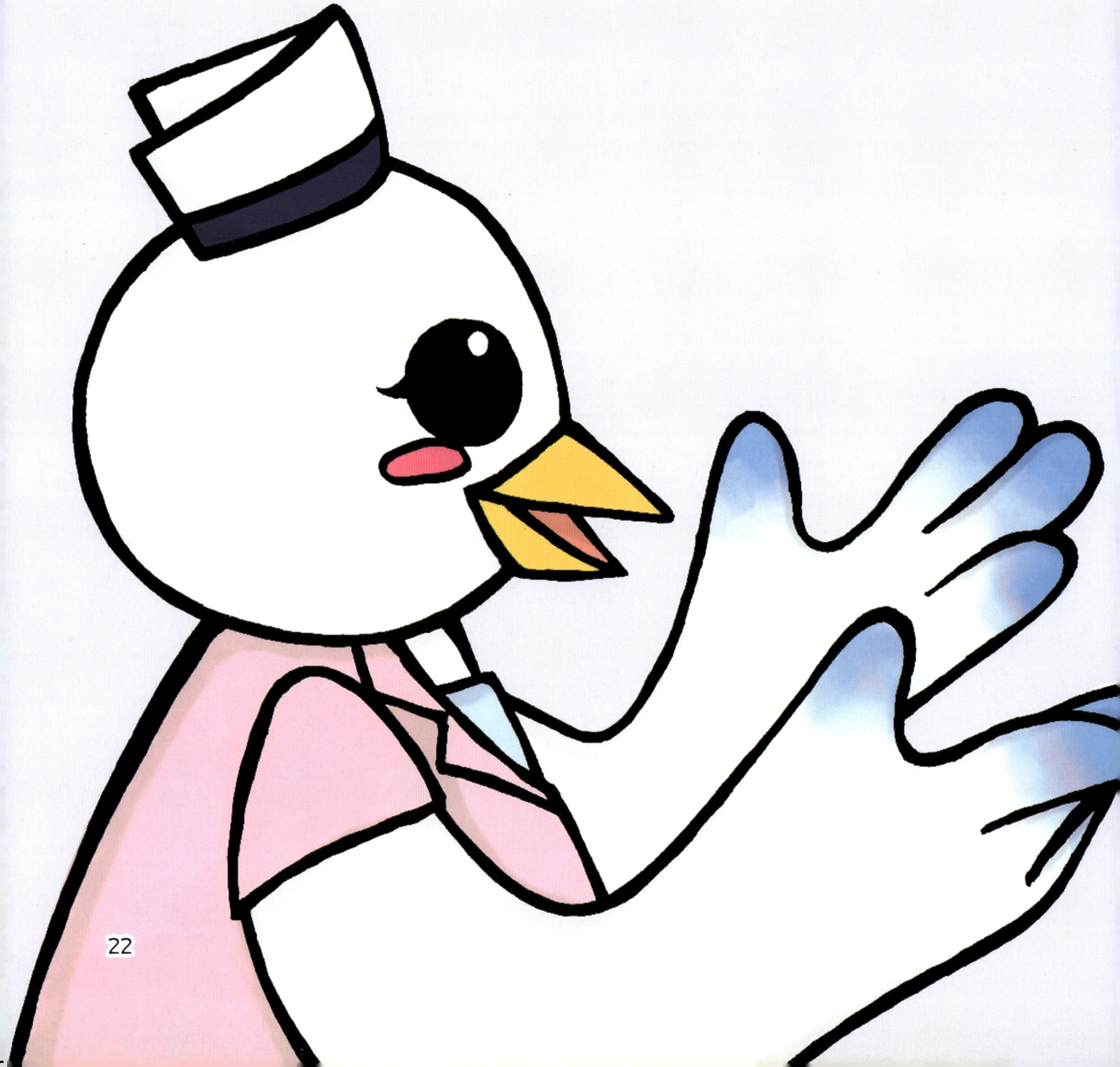

"여기가 너무 아파
냄새도 나는 것 같아."

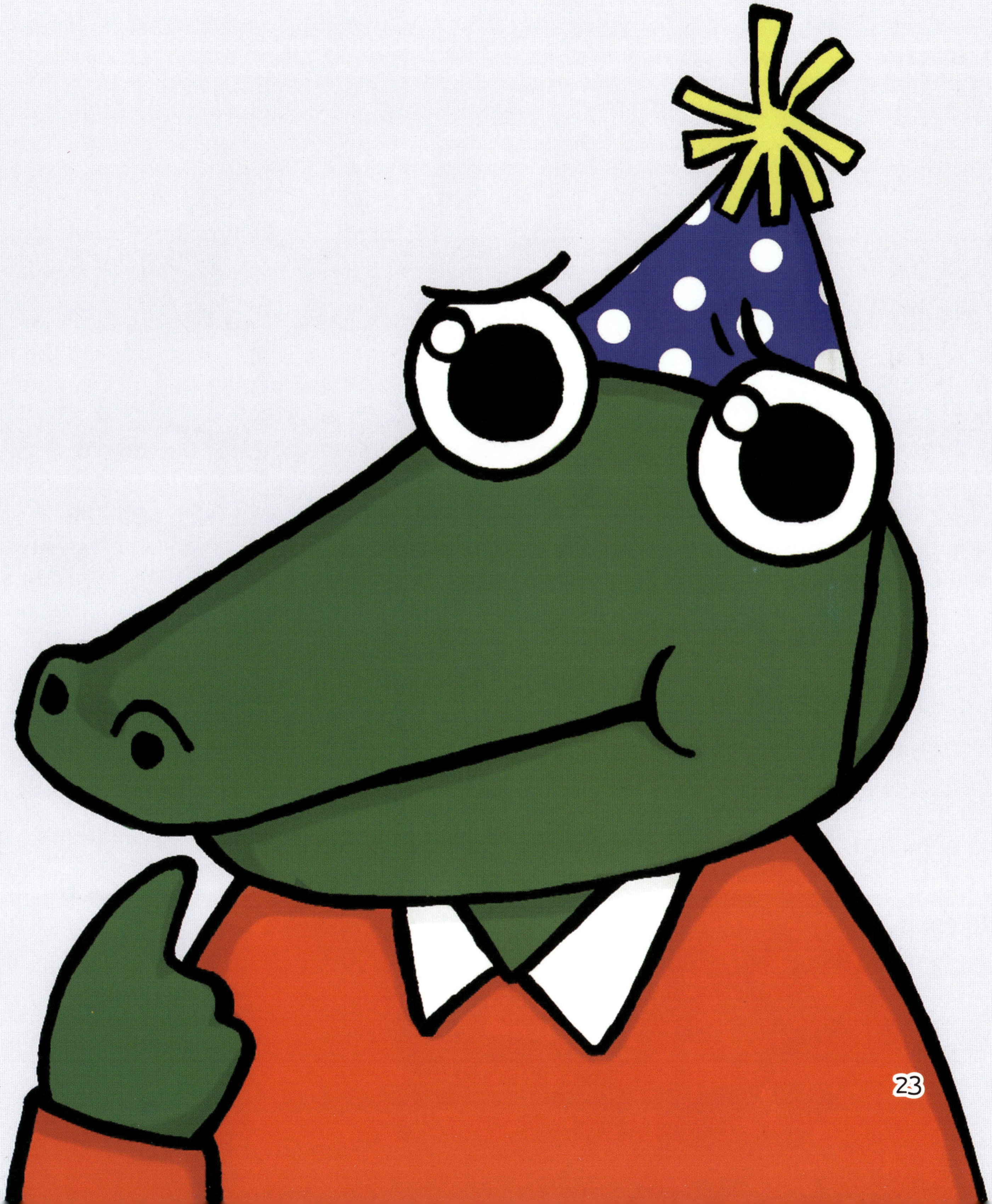

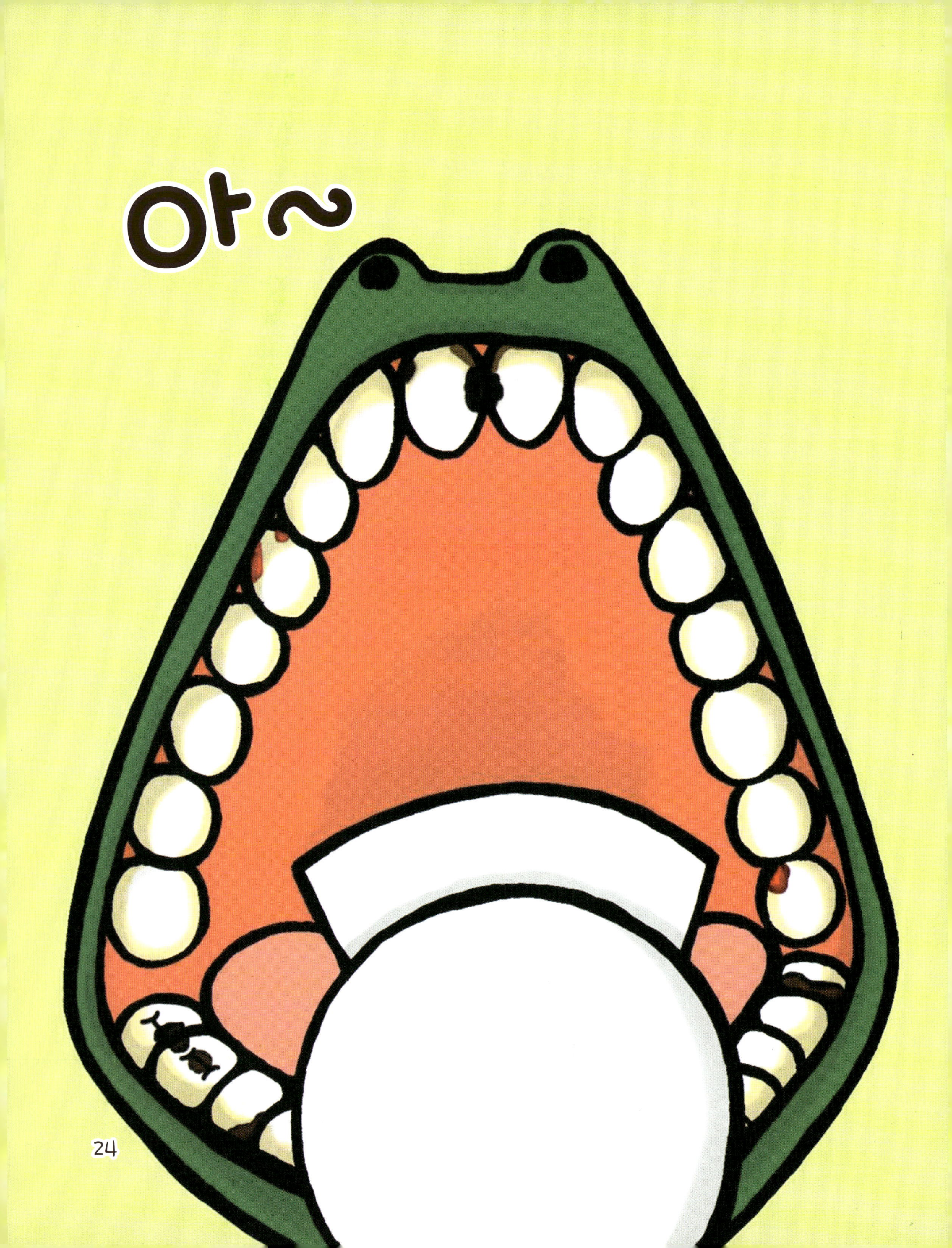
아~

"어디 한 번 볼까?"

"투투야 네 입속에

충치균이 똥을 쌌어.

우리 함께

치카푸카 해볼까?"

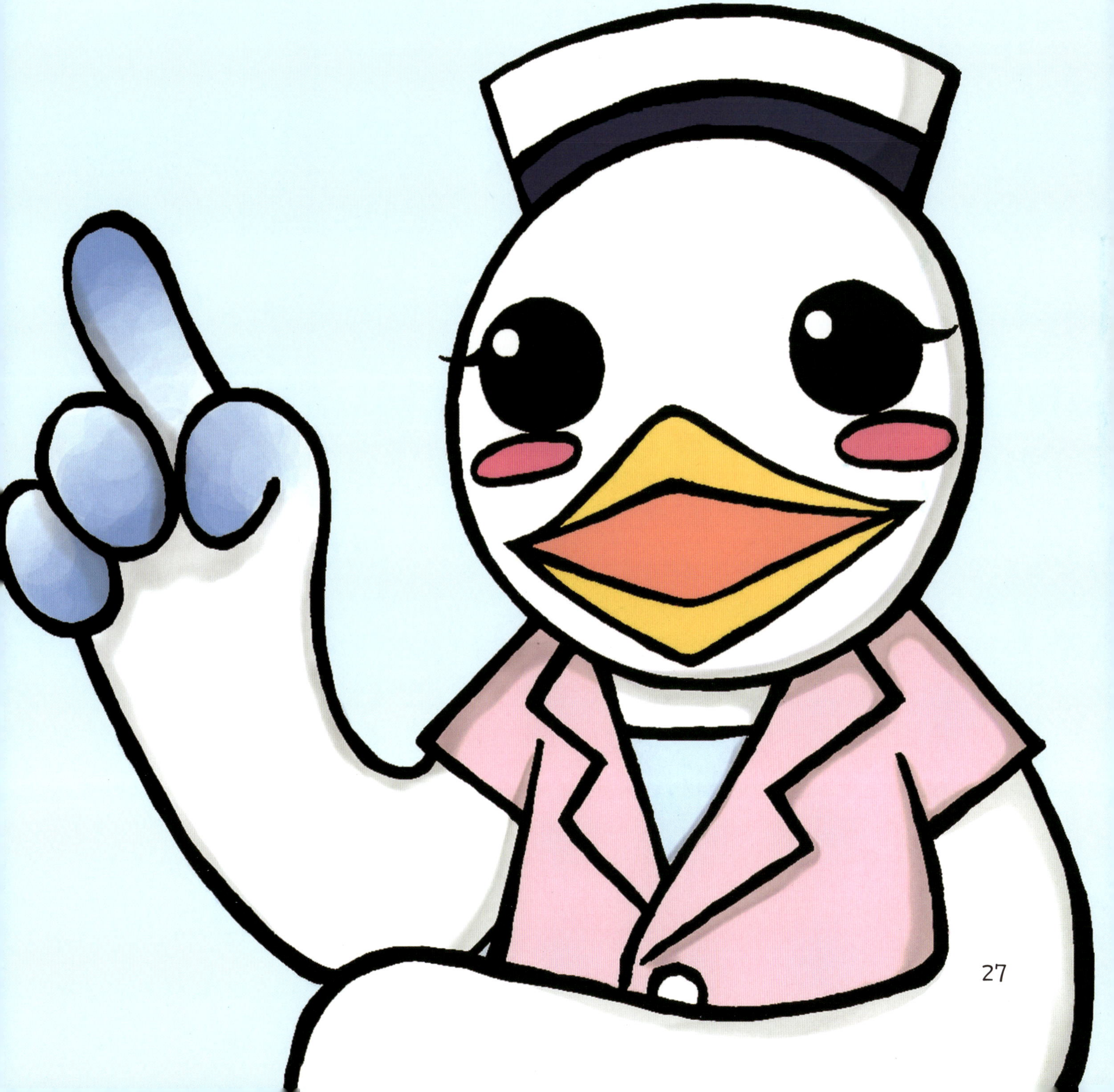

엄지손가락을

최고~! 하고

칫솔을 잡아요.

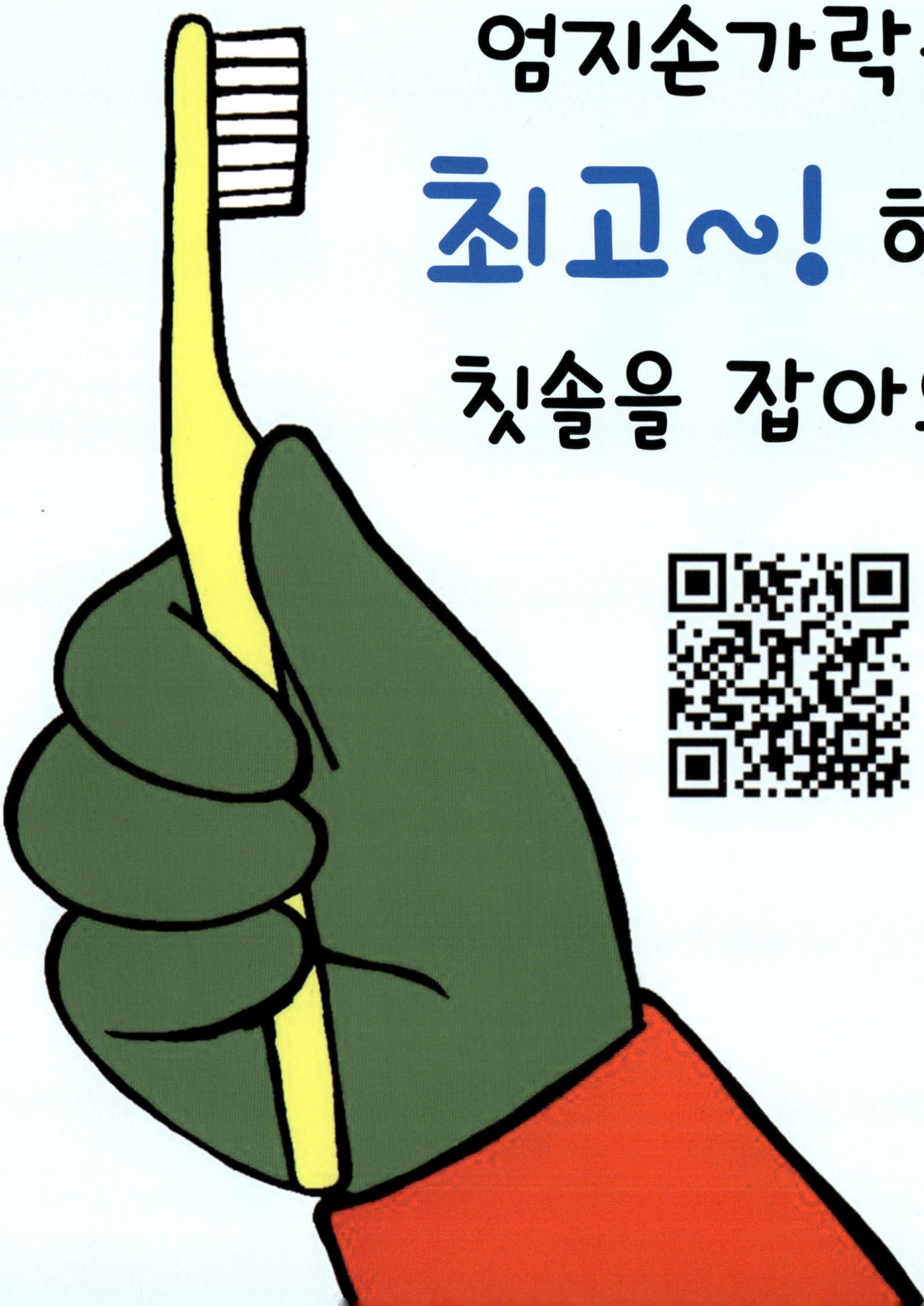

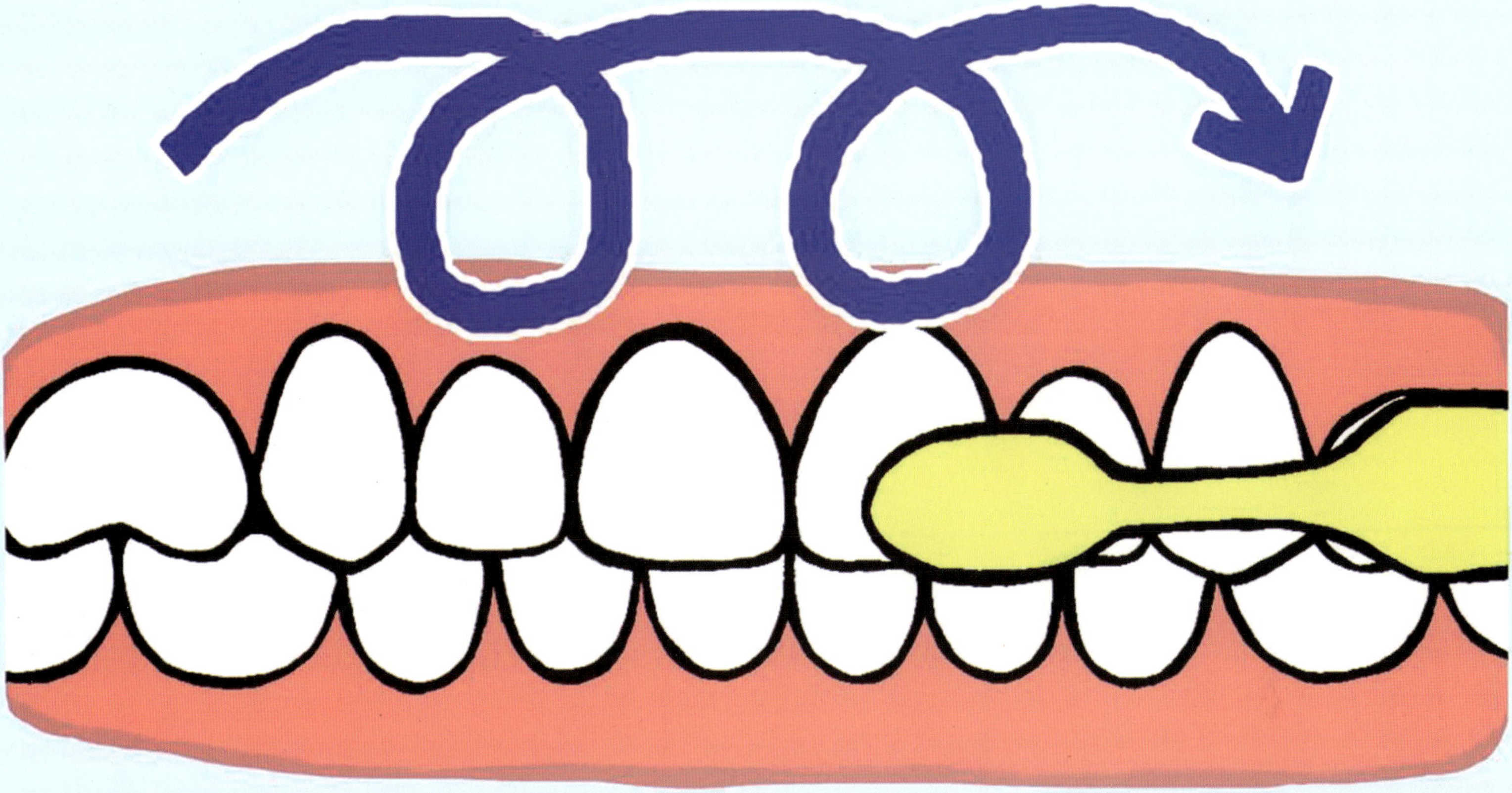

앙~ 다문 상태에서

빙글빙글

닦아요.

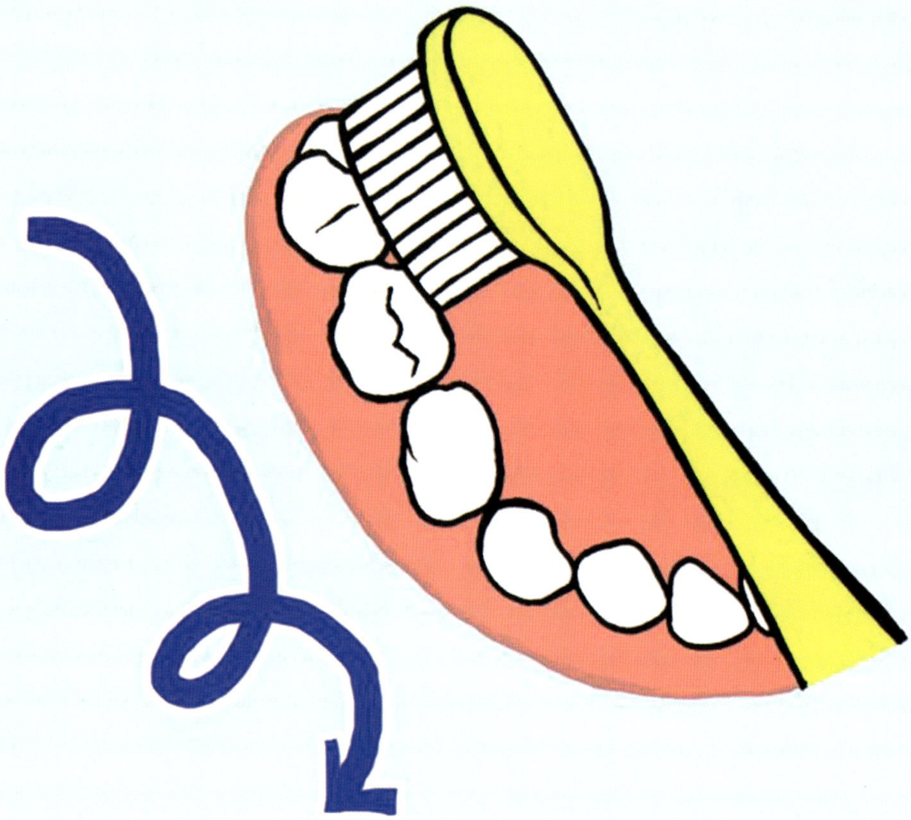

치아의 안쪽은

칫솔을 기울여

빙글빙글 닦아요.

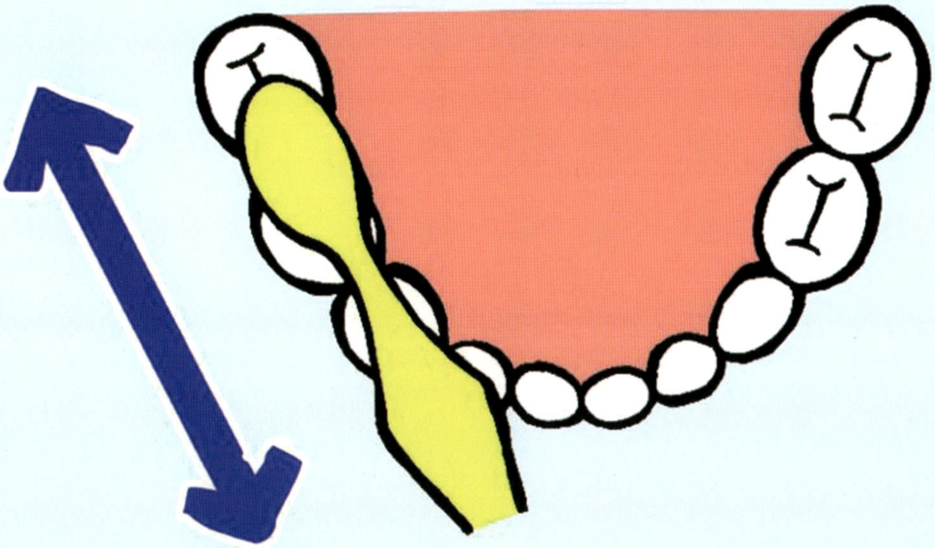

씹는 면은 앞뒤로 쓱싹쓱싹

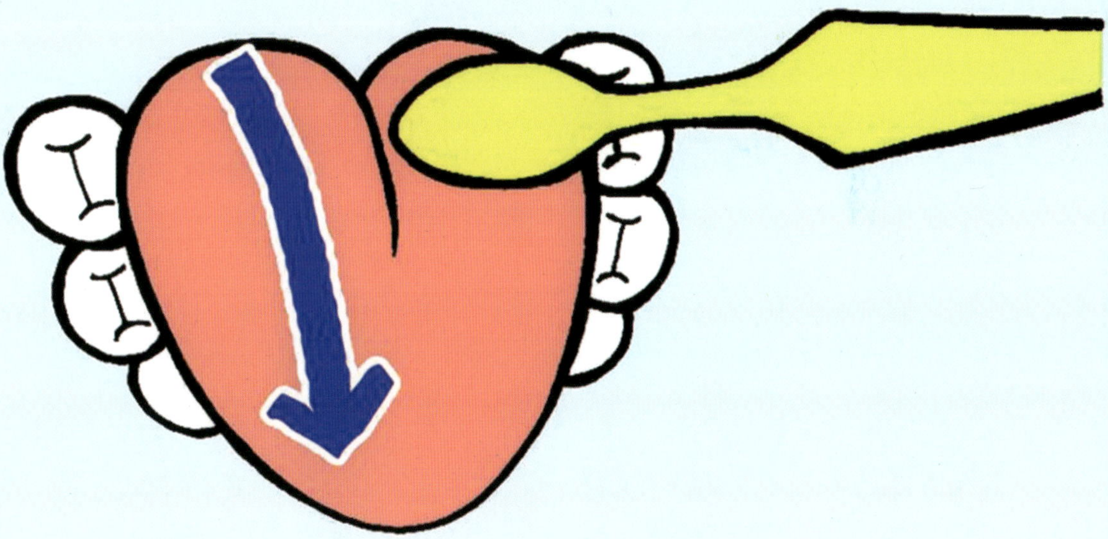

혀는 메~롱 하고 안에서 밖으로

스윽스윽 쓸어 내려요.

"우와 치카푸카 하니까
입에서 좋은 냄새가 나~!"

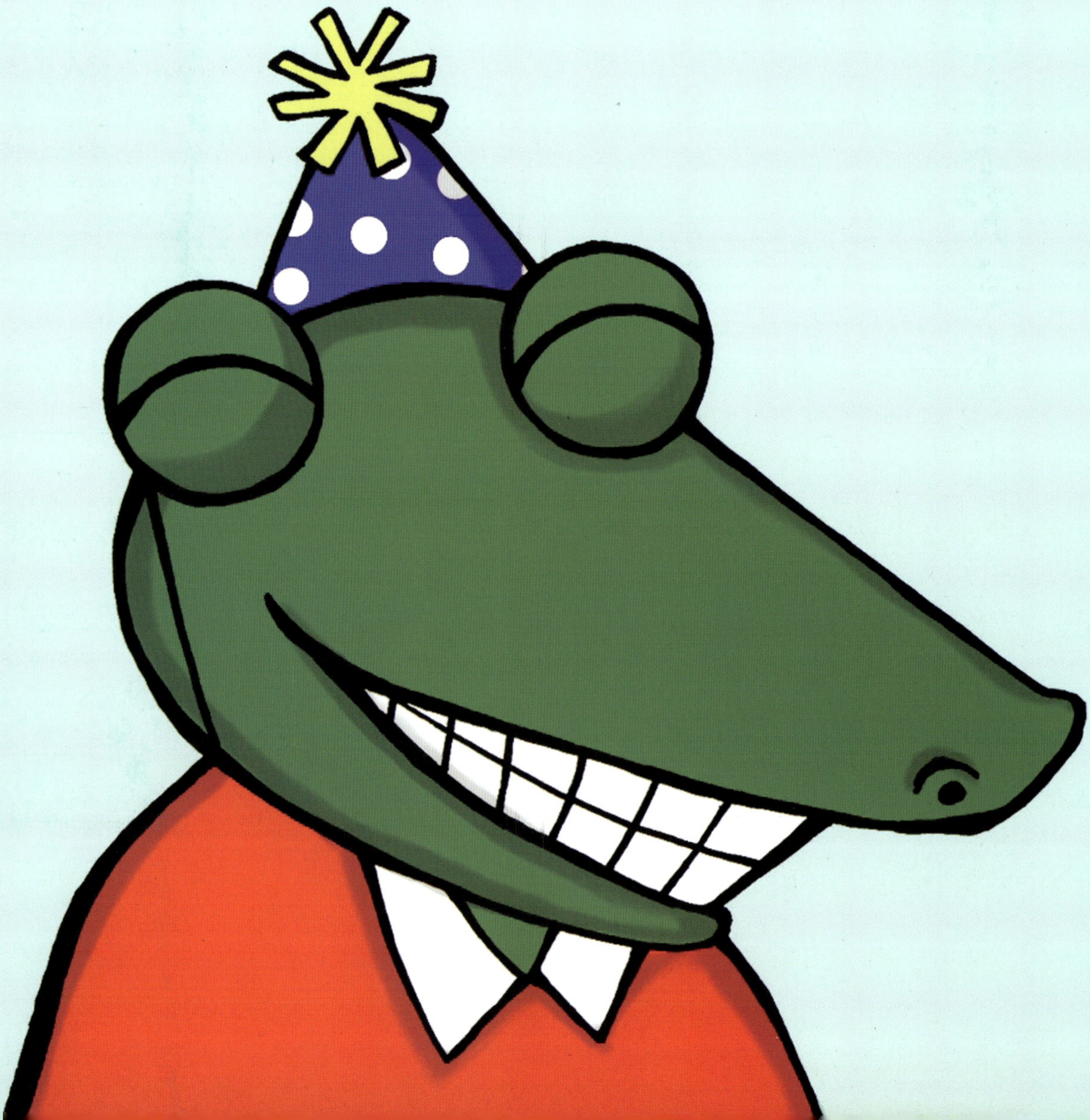

"그런데 왜 아직
치아가 까맣고 아프지?"

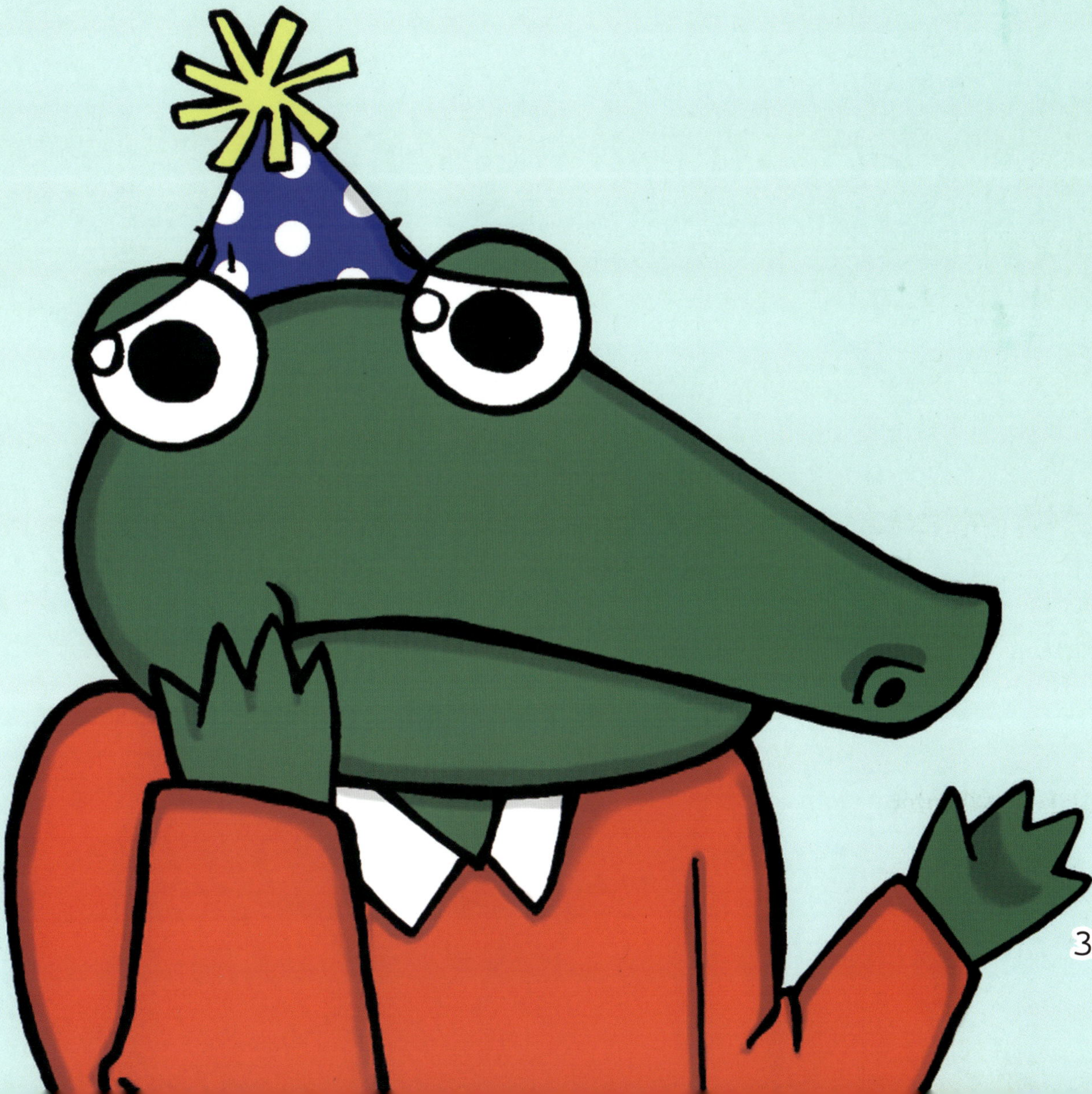

"그건 음식찌꺼기를

와구와구 먹고

배가 빵빵해진 충치균이

뿌직뿌직 똥을 싸면

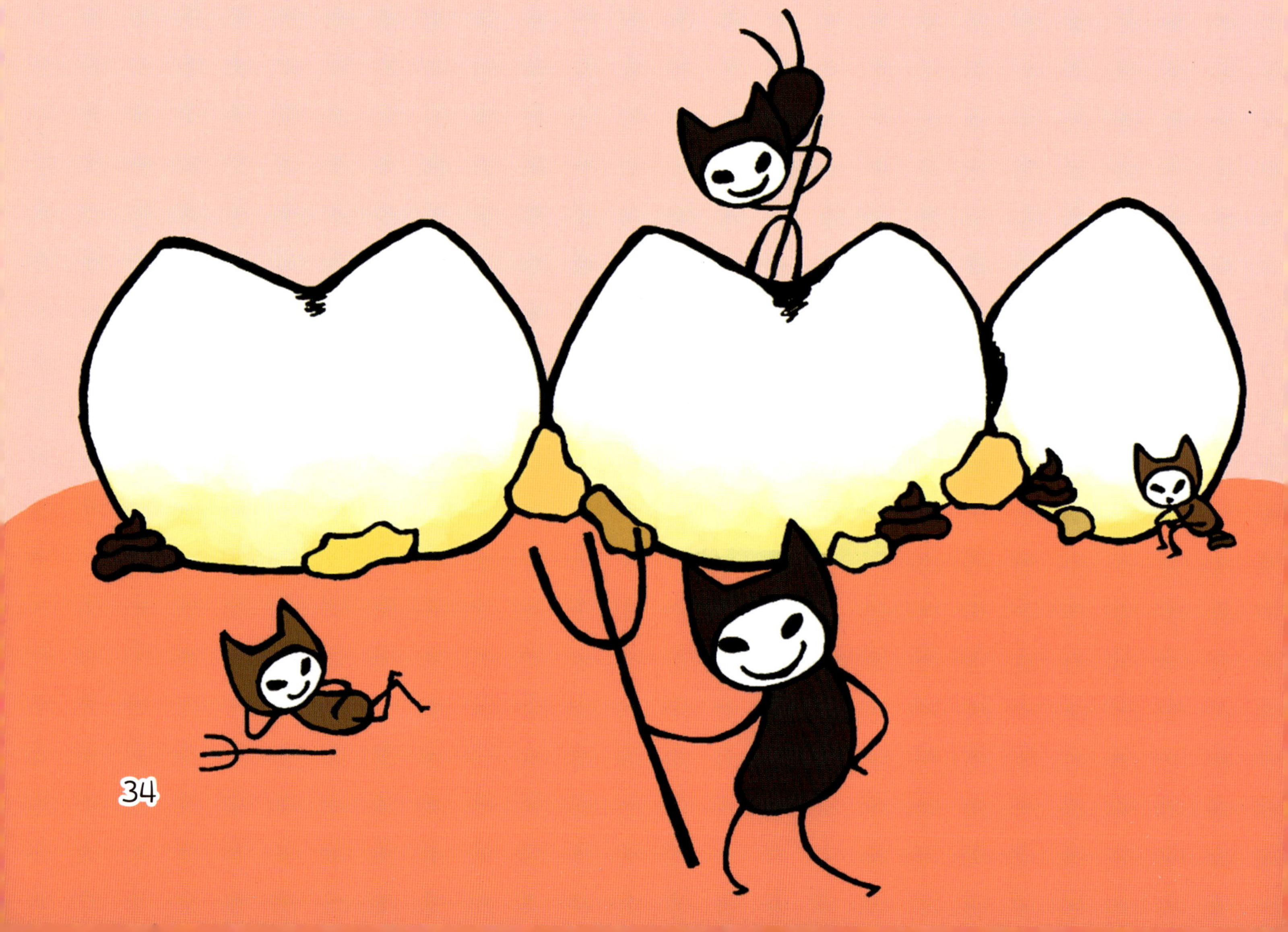

하얗고 튼튼하던 치아가

까맣고 아프게 되는 거야.

그런 치아는 치과에 가서

치료를 받아야 해."

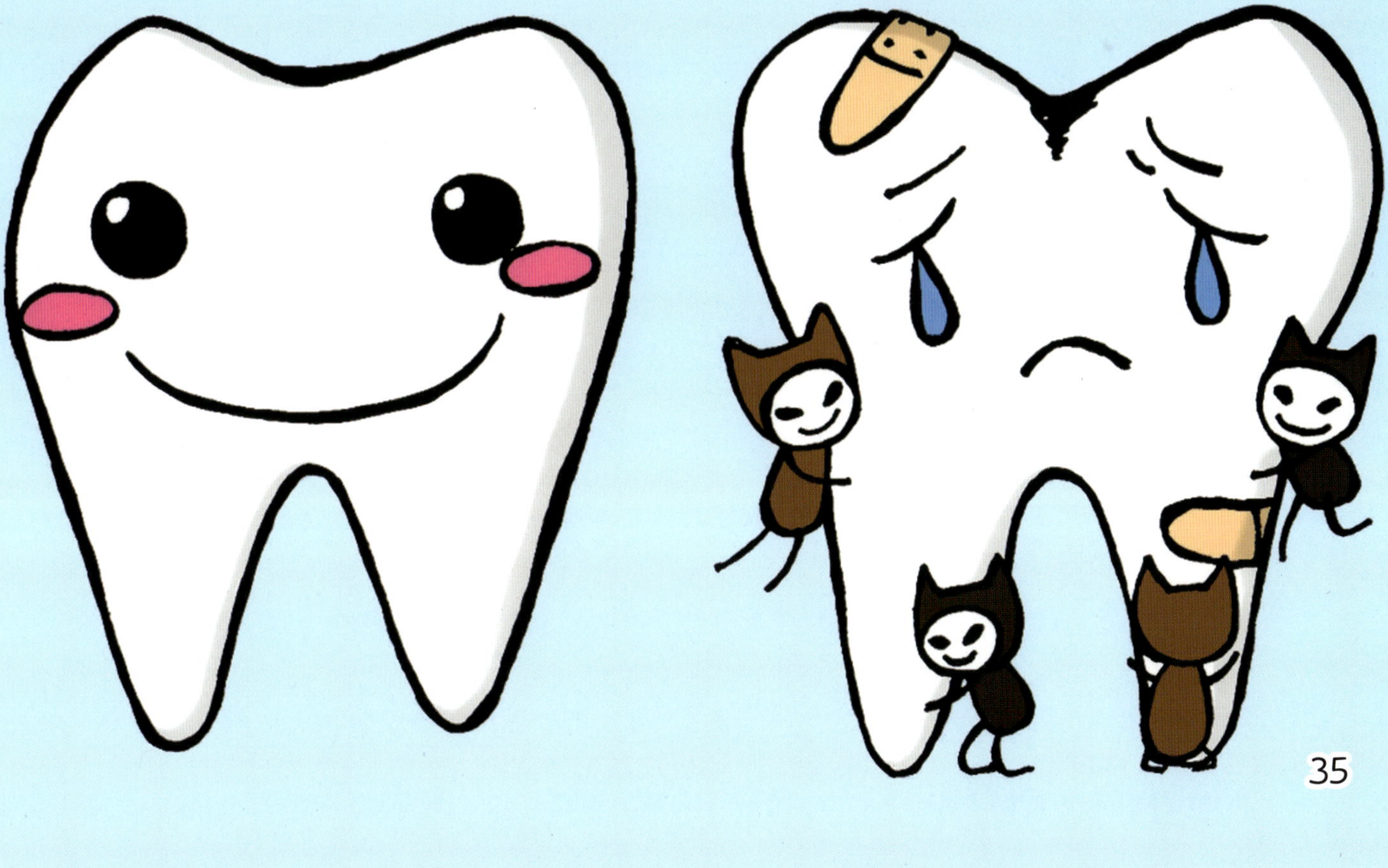

"으앙 가기 싫어
치과는 너무 무서워."

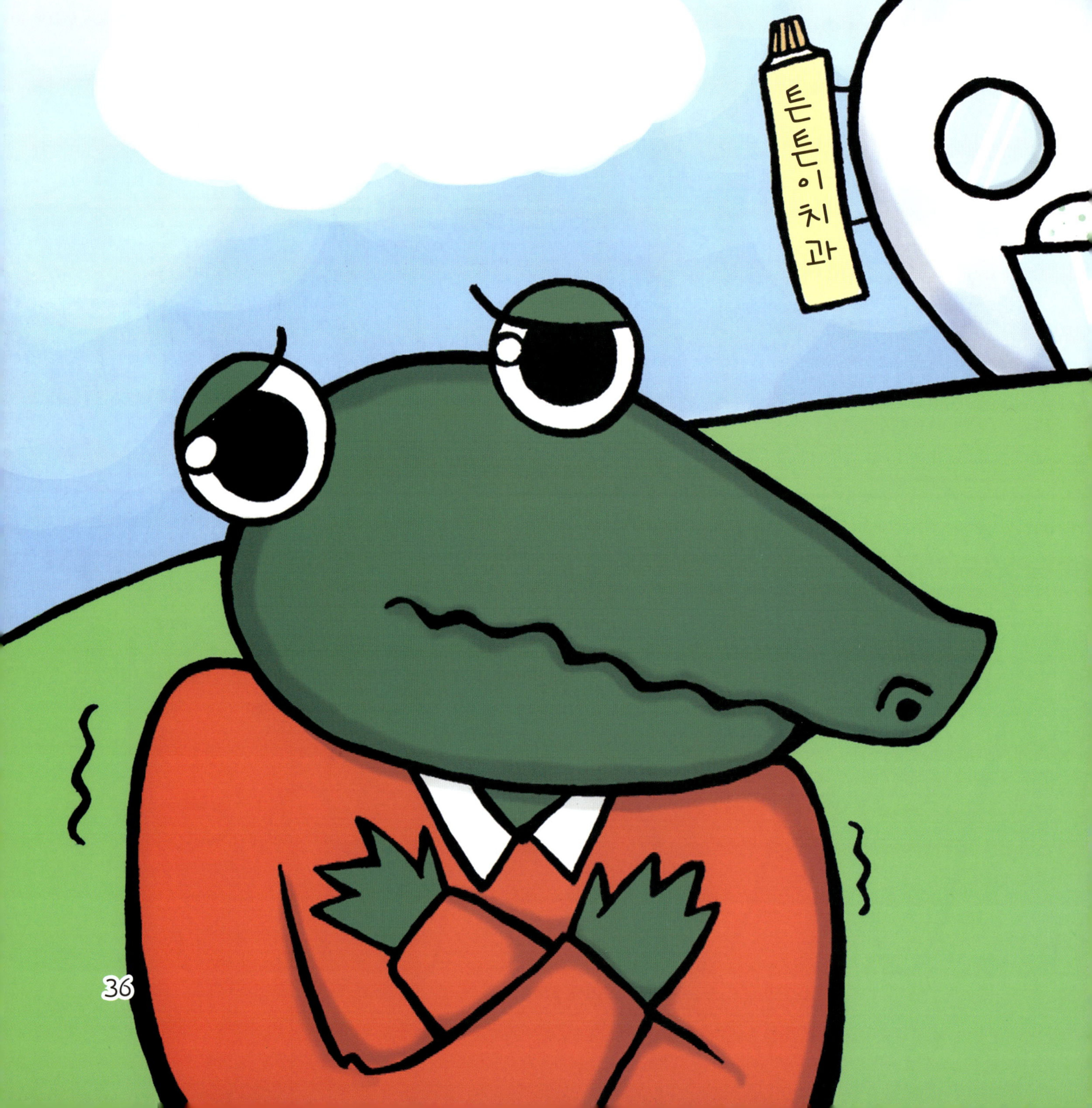

"아니야, 치과는
까만 이를 하얗게 만들어 주고
치아가 아프지 않게
도와주는 고마운 곳이야."

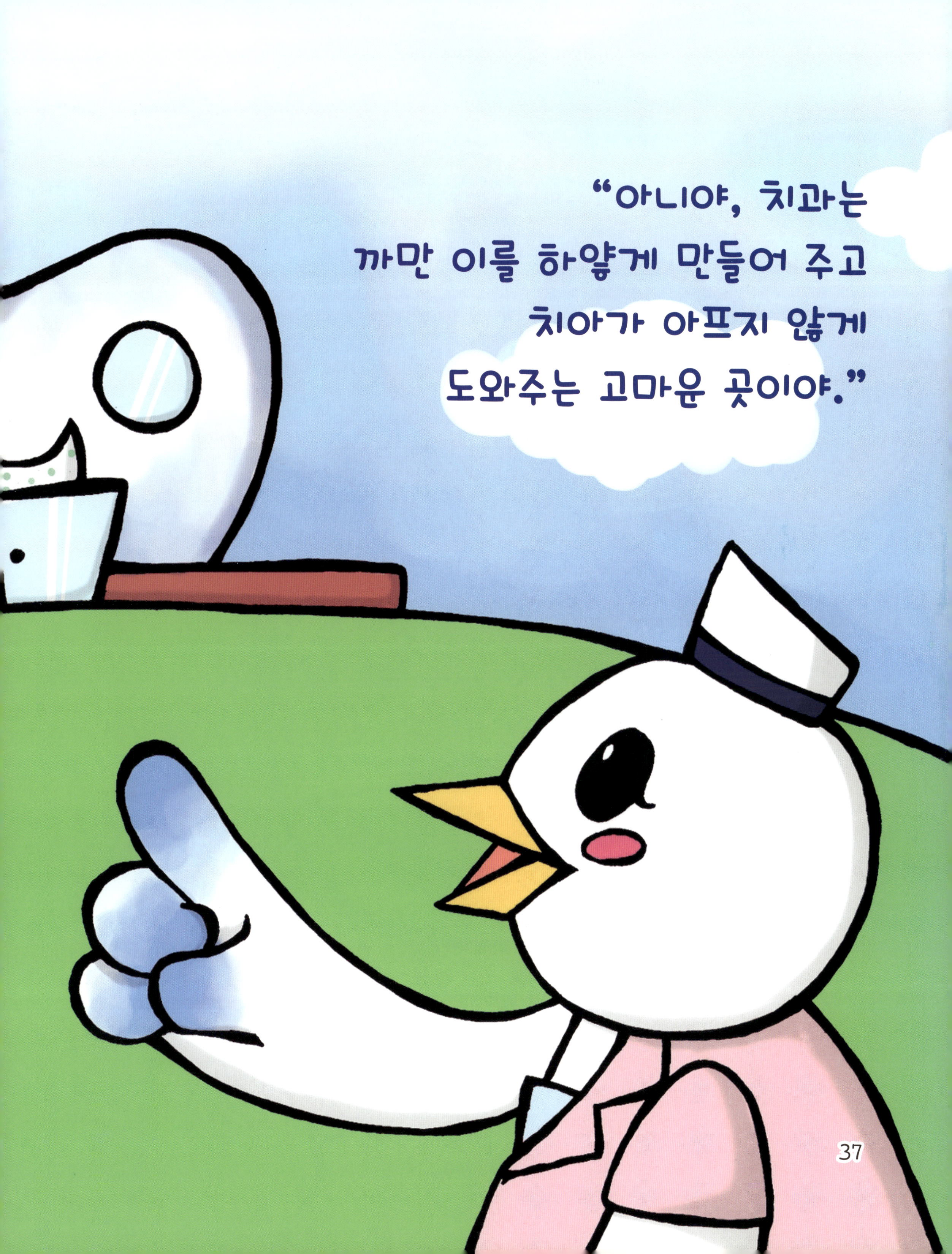

"자,
그럼 충치균을 물리치러 가볼까~!?"

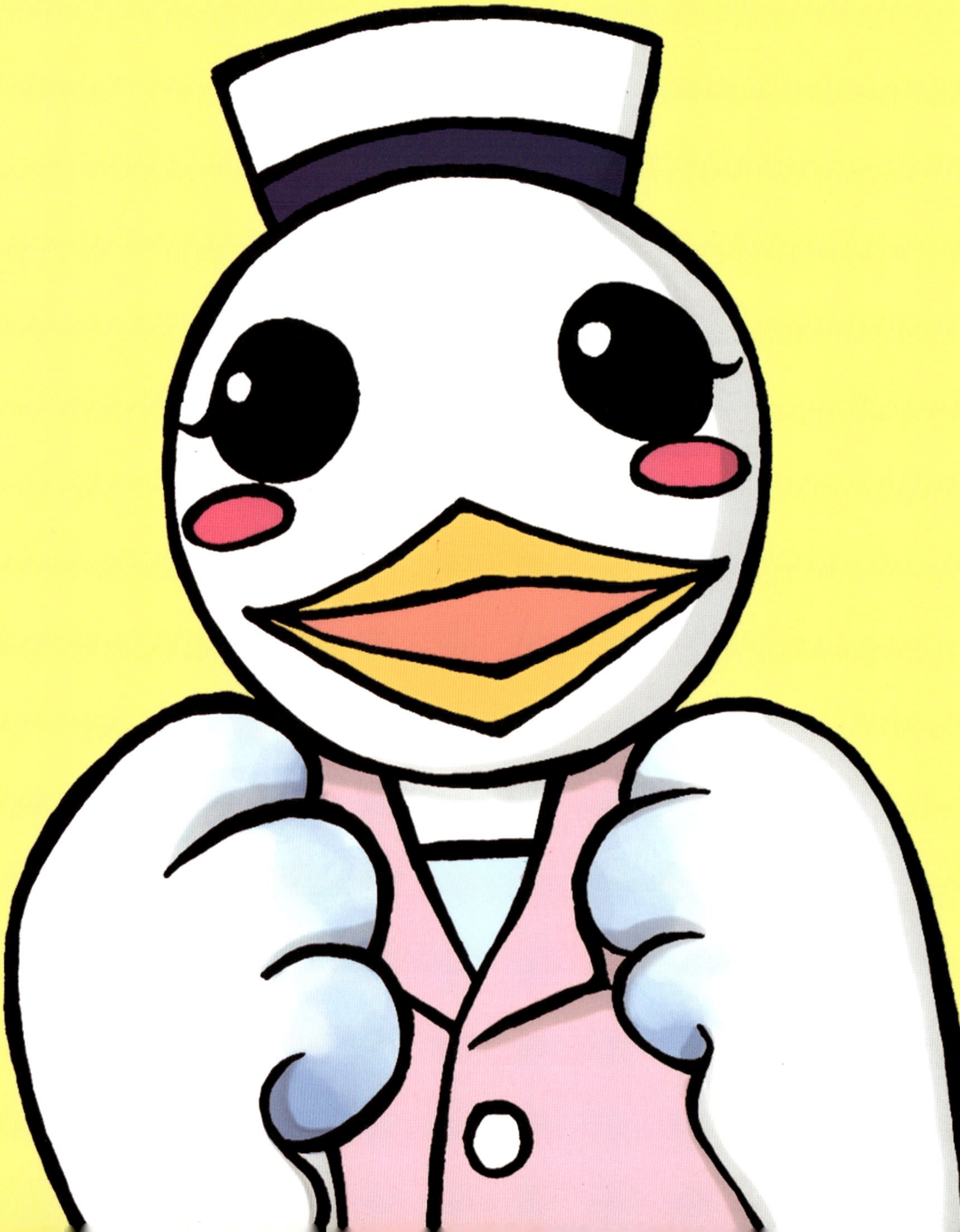

투투는 치요와 함께 치과에 가서
충치를 치료했어요.

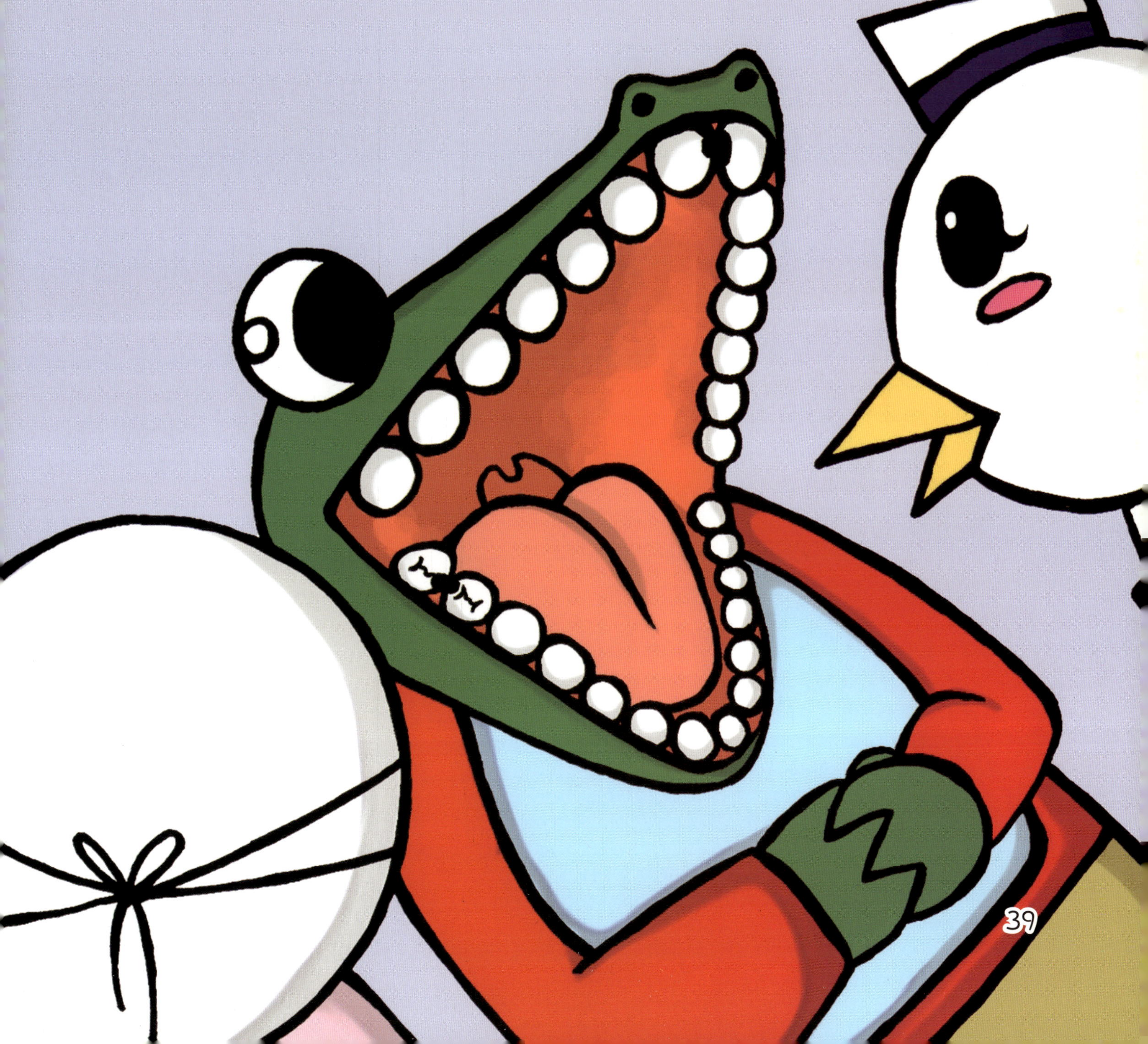

"치요야, 고마워
네 덕분에
내 치아가 건강해졌어!"

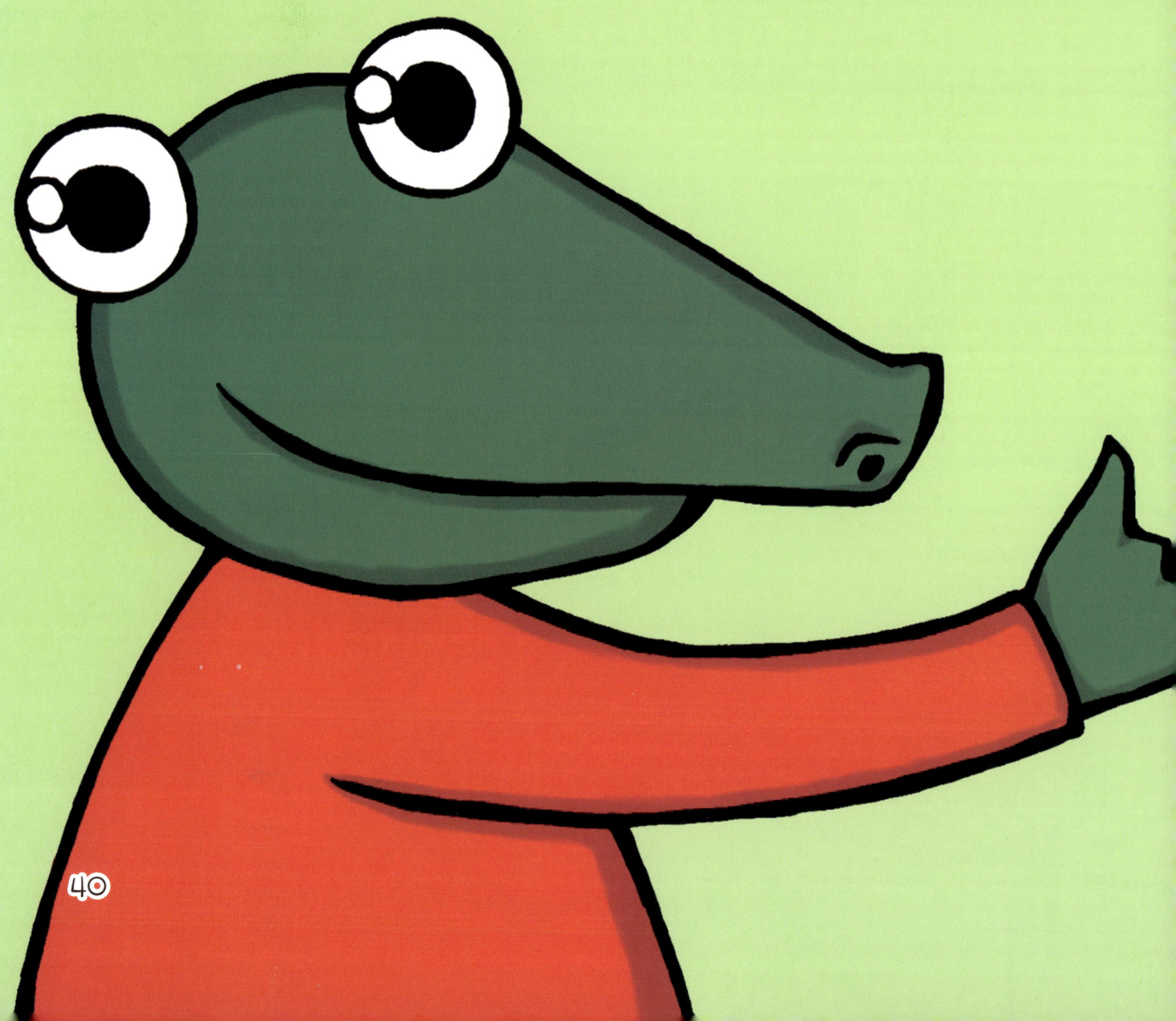

"그래, 투투야!
이제 더 이상 충치균이 생기지
않도록 치카푸카 열심히 하자!"

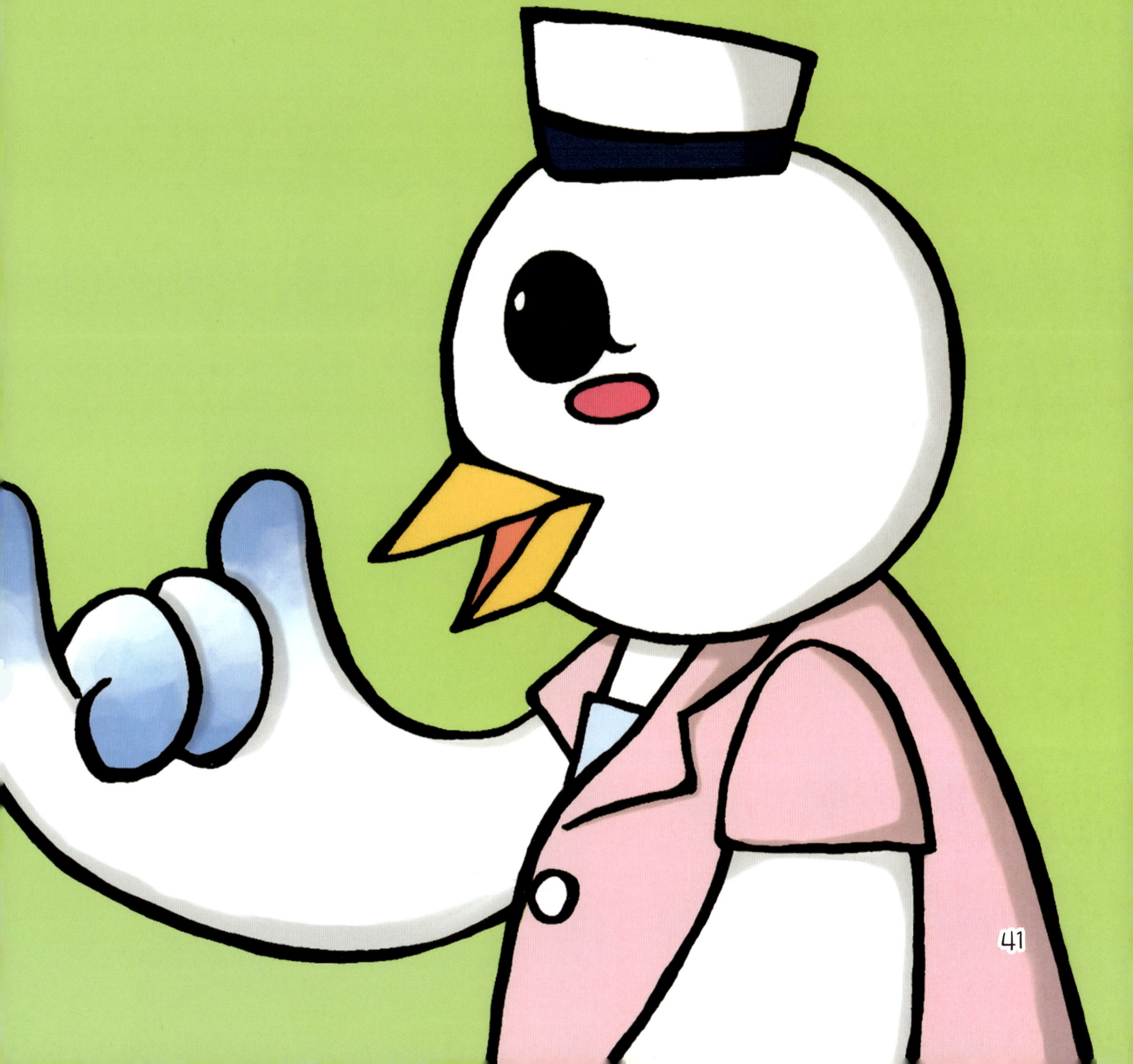

"이야~! 얘들아!
이가 깨끗해지니까
내 얼굴이 더 잘생겨 보여~!"

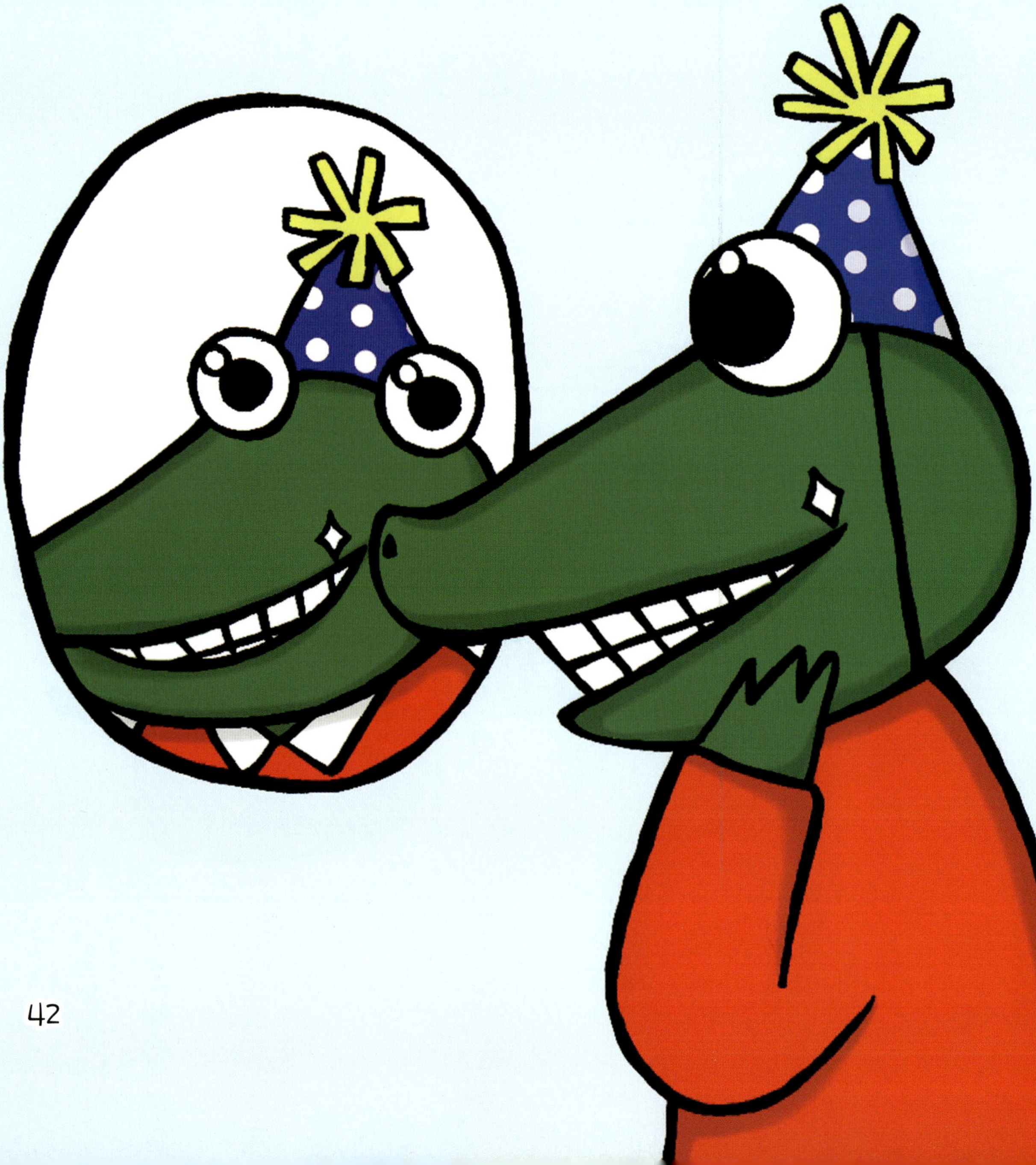

우와~!!

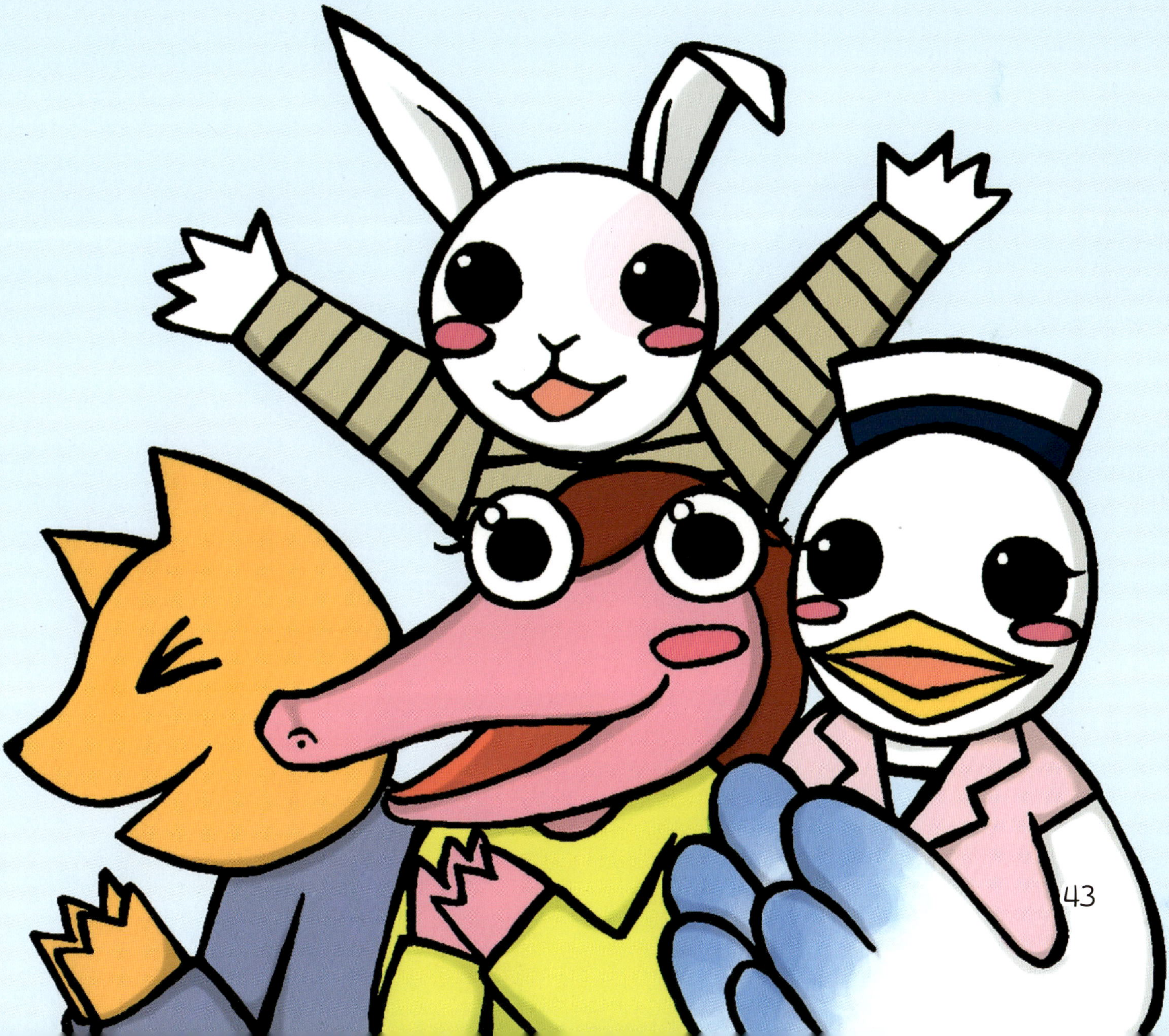

"그래 결심했어!
밥 먹고 꼭!
간식 먹고 꼭!
잠자기 전 꼭!
치카푸카 할거야~!"

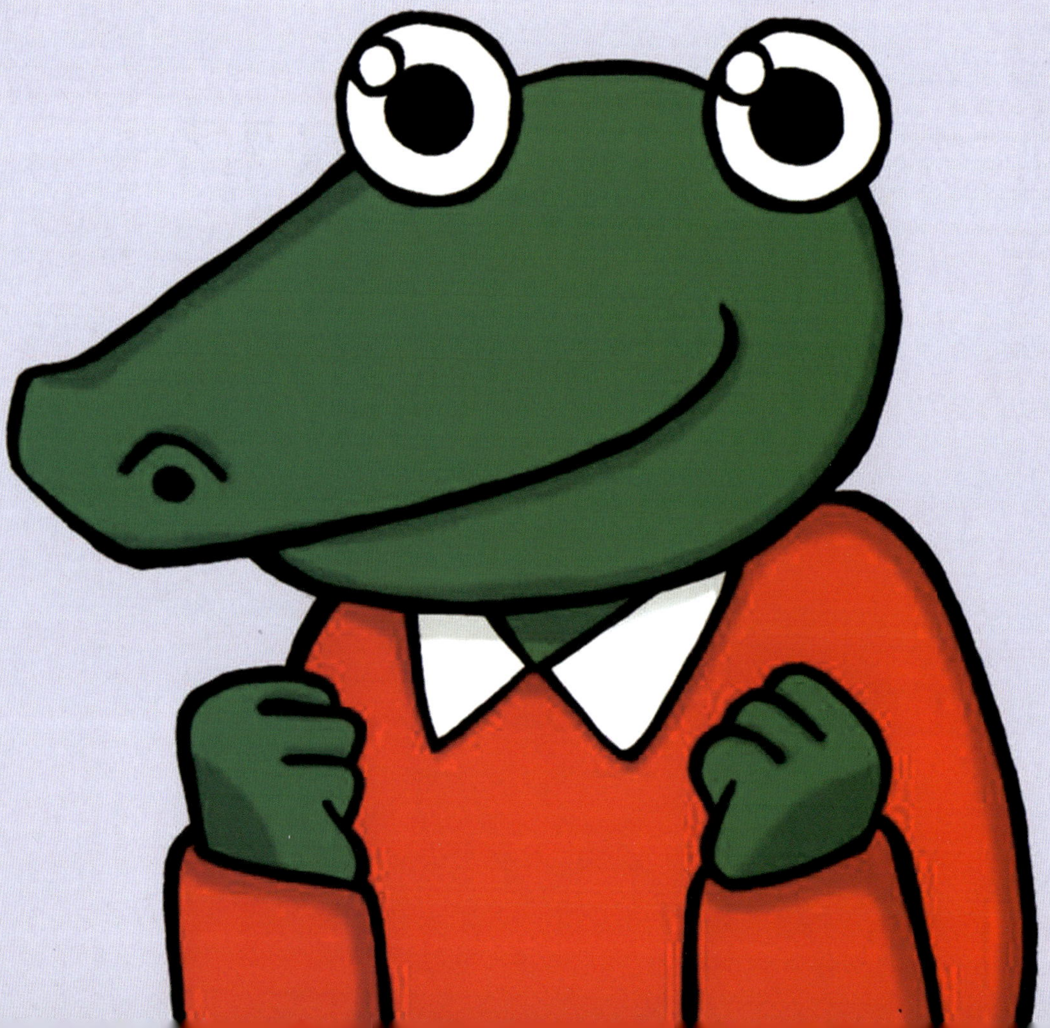

우리 아이는?

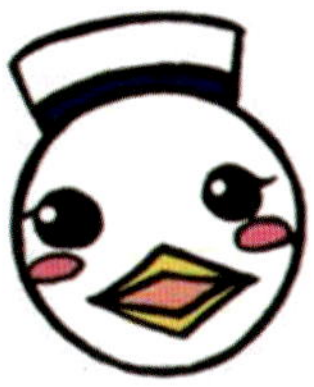

양치는 하루 중 언제 하나요?

□ 아침식사 전 □ 아침식사 후

□ 점심식사 후 □ 저녁식사 후

식후 3분 이내로 하는 것이 제일 좋습니다.

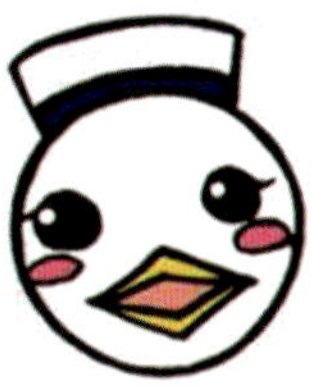

주로 어떤 간식을 먹나요?

□ 사탕류 □ 과일류

□ 과자류 □ 캐러멜류

□ 기타 (   )

끈적이는 간식은 치아에 잘 달라붙어요.
충치 예방에 좋은 간식은 과일, 우유 등이 있습니다.

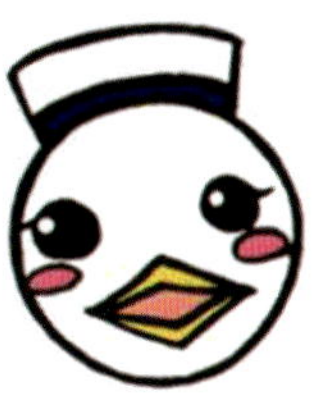

칫솔 외에 사용하는 구강용품이 있나요?

□ 있다 □ 없다

유치 어금니 사이에 충치가 생기기
쉬우므로 칫솔질 후 치실을 사용해 주세요.

아이와
함께 해주세요.

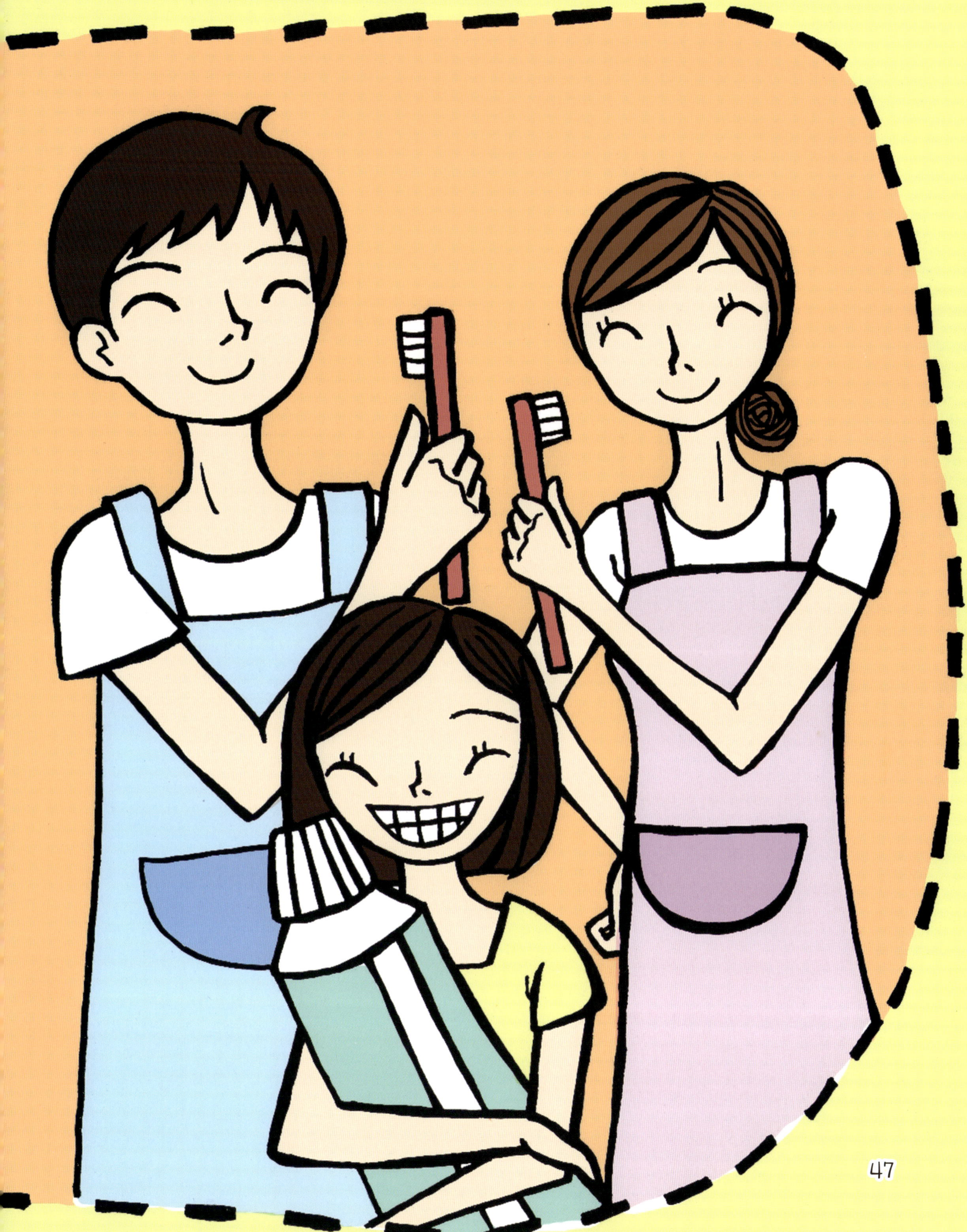

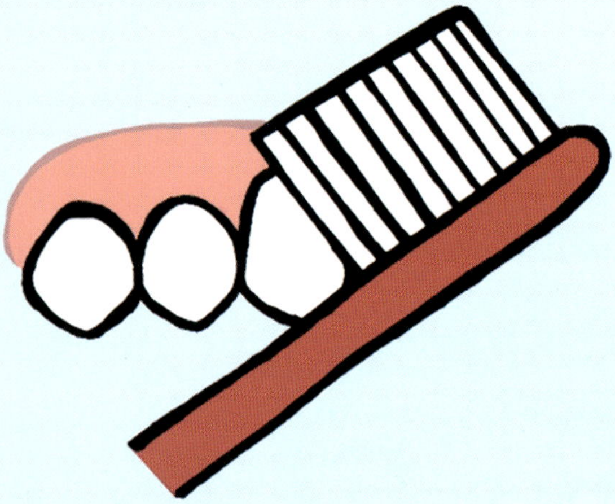

바깥쪽 치아의 잇몸에
칫솔 옆면을 댑니다.

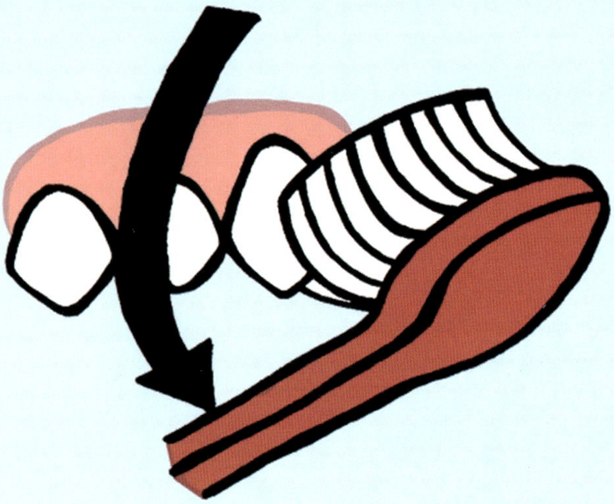

윗니는 위에서 아래로,
아랫니는 아래에서 위로
손목을 돌리며 쓸어줍니다.

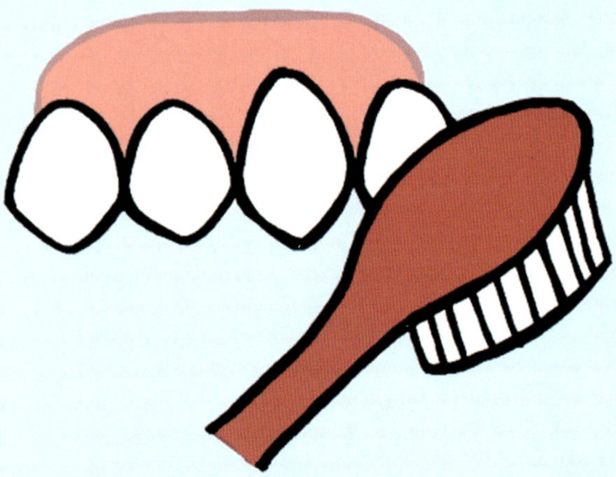

한 부위당
10~15회 한 후
다른 부위도 반복해 줍니다.

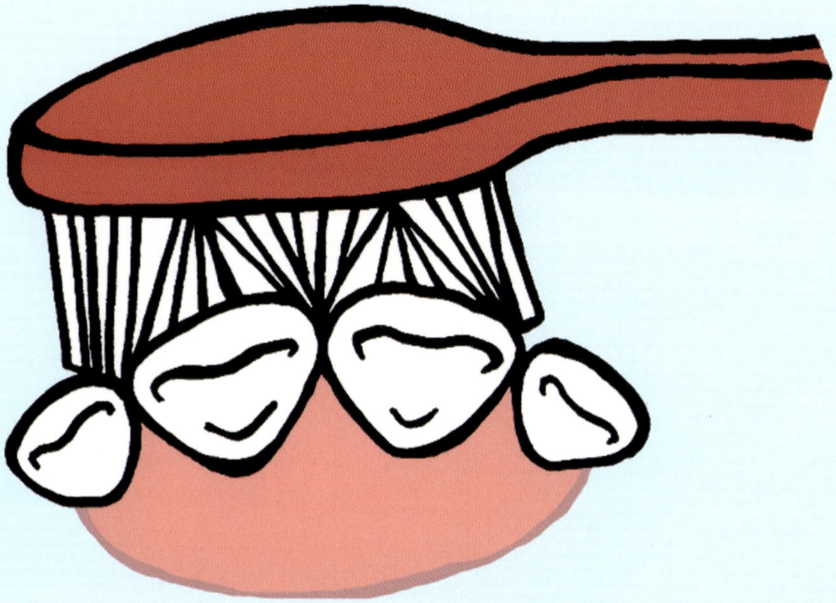

치아 사이사이에 칫솔모가 들어가도록
칫솔질을 해 줍니다.

Tip!! 나에게 맞는 칫솔모의 크기는
치아 2~3개를 덮는 칫솔

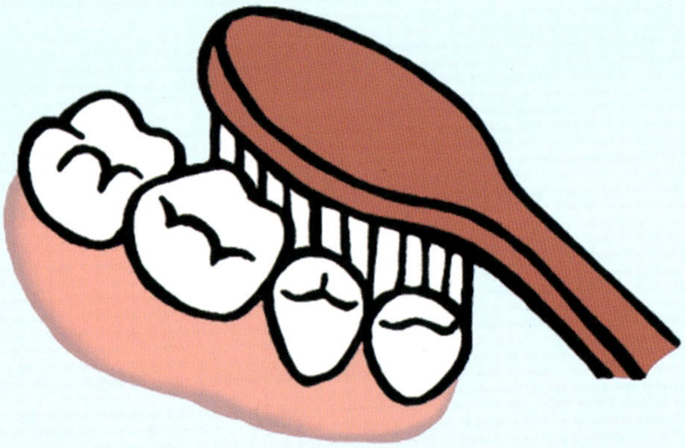

안쪽 치아의 잇몸에
칫솔 옆면을 댑니다.

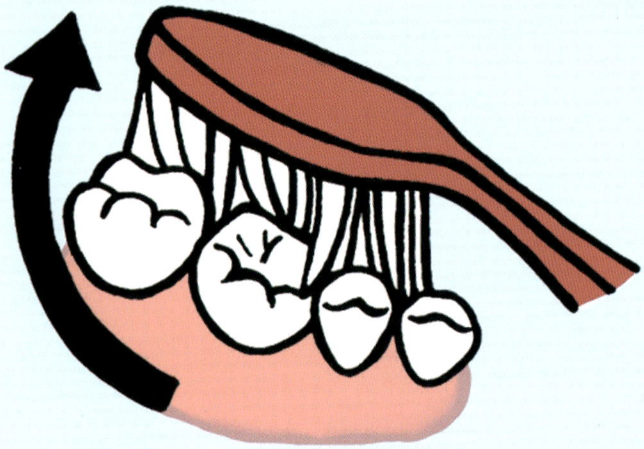

윗니는 위에서 아래로,
아랫니는 아래에서 위로
손목을 돌리며 쓸어줍니다.

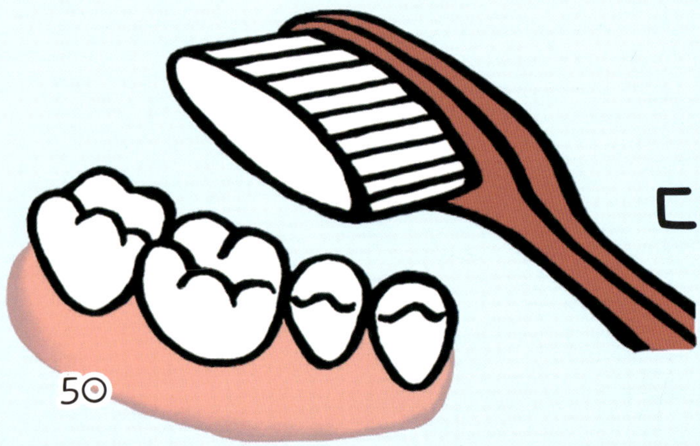

한 부위당
10~15회 한 후
다른 부위도 반복해 줍니다.

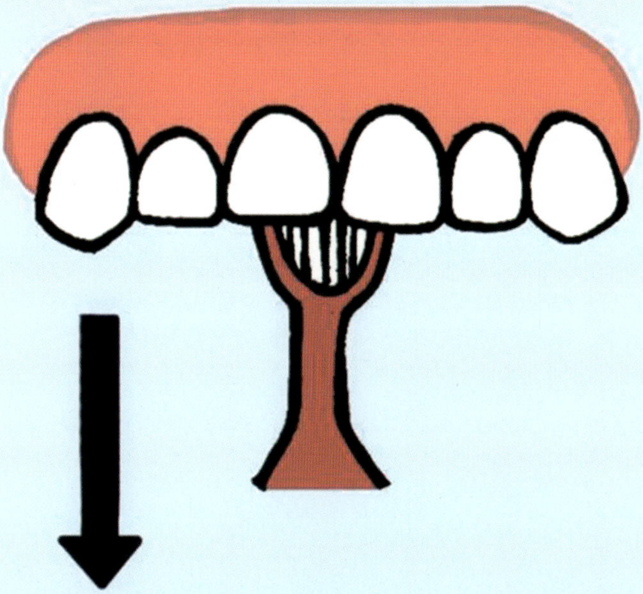

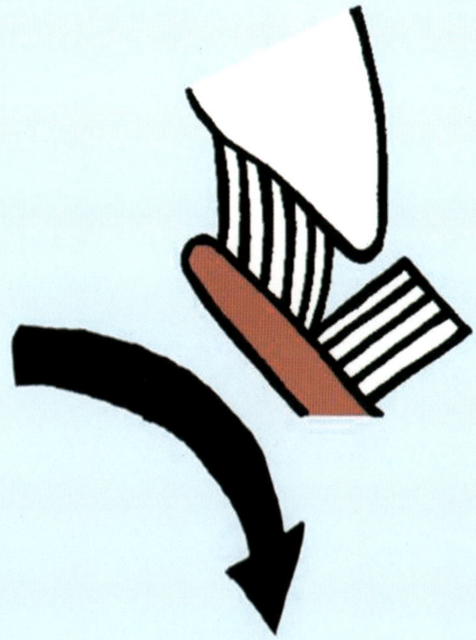

앞니의 뒷면은 칫솔을 세워
안쪽에서 바깥쪽을 향해
큰 원을 그리듯이 훑어줍니다.

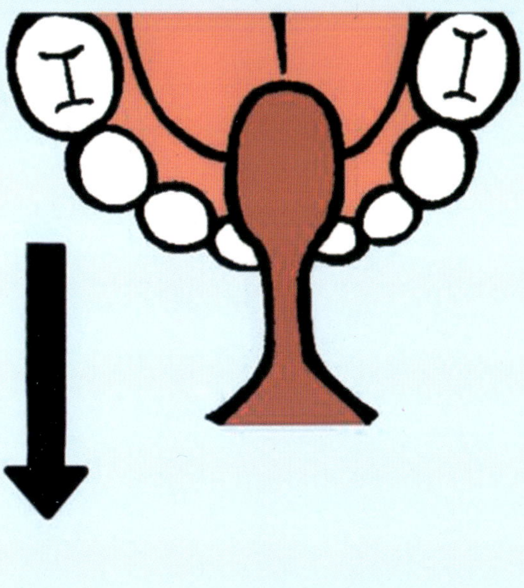

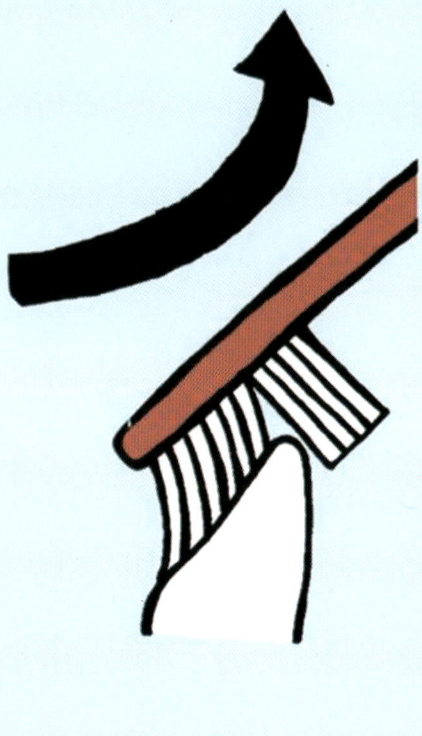

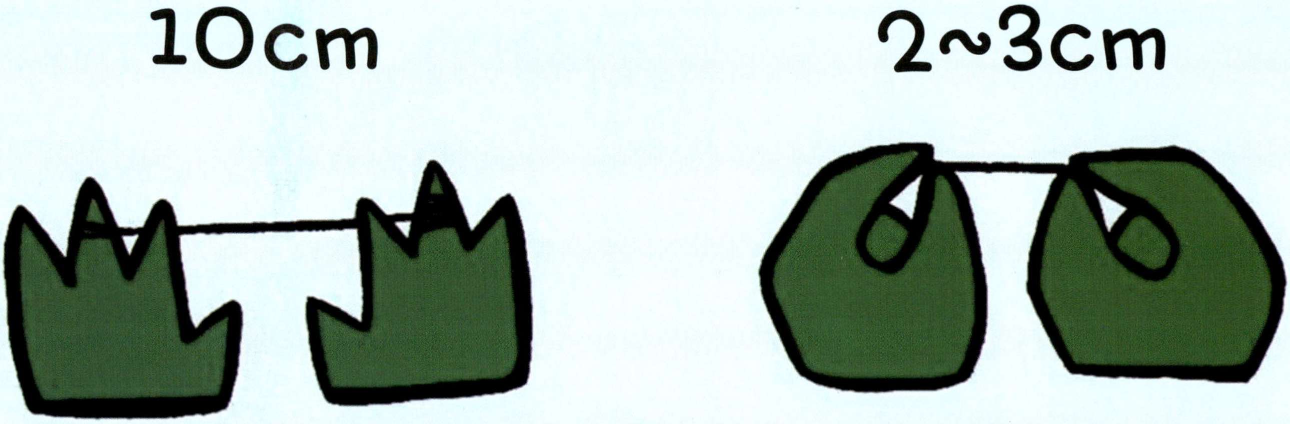

치실은 40~50cm 정도로 잘라
양 손 중지에 감은 후 엄지와 검지손가락으로
치실이 3cm 정도 되게 잡아주세요.

치아 사이에 톱질하듯이
슬금슬금 넣어주세요.

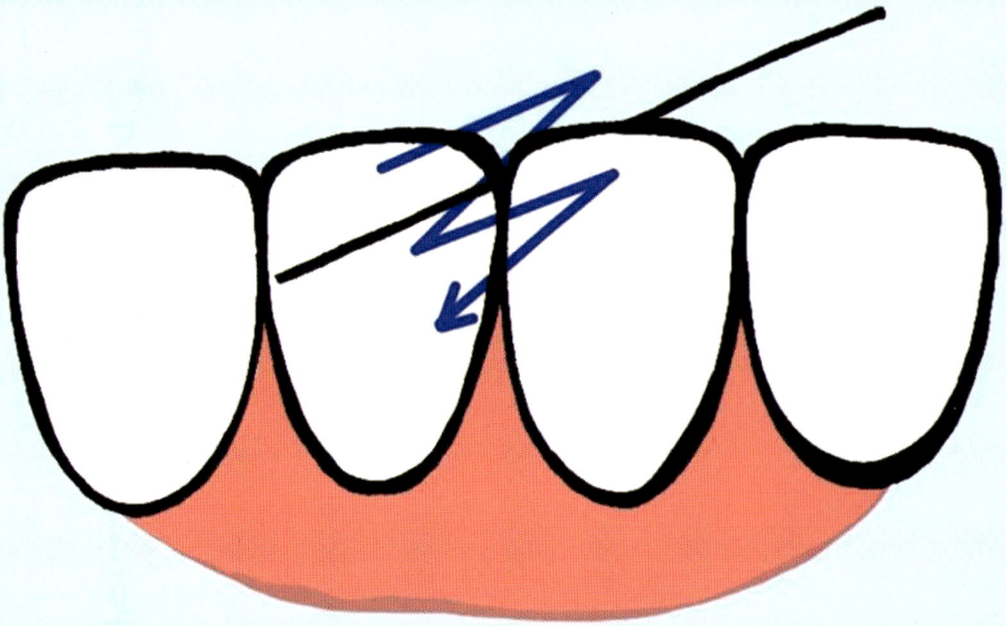

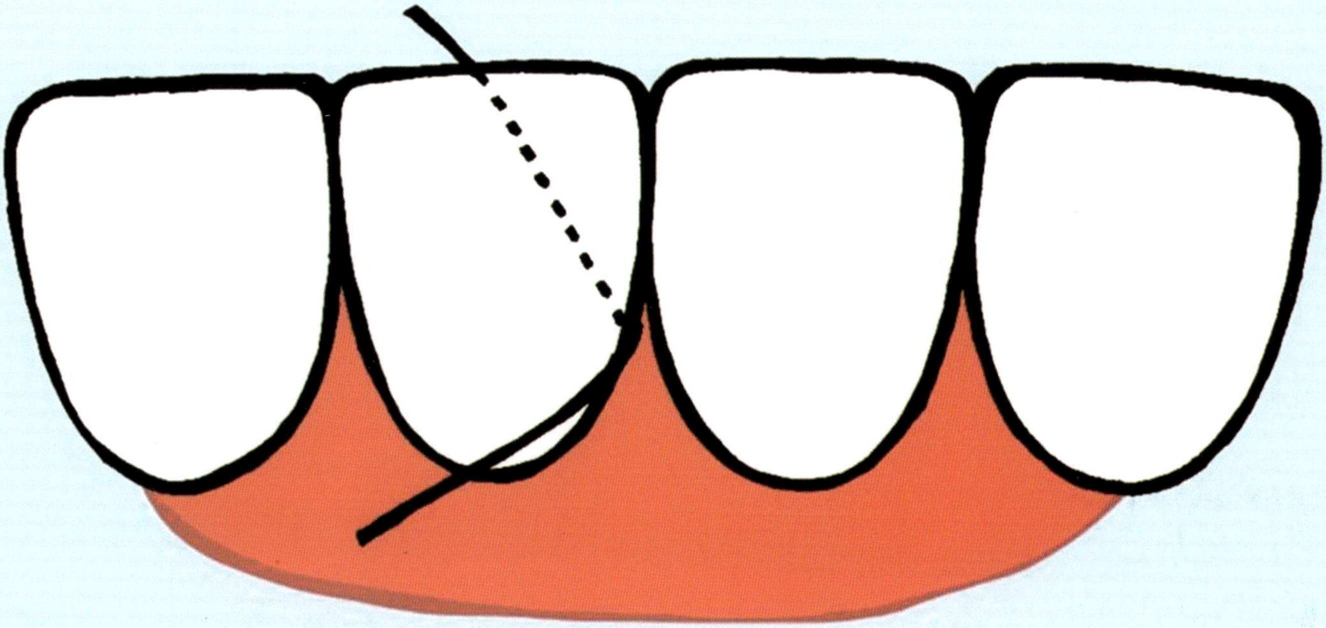

C자 모양으로 감싸 2~3번 쓸어 올려 잔여 음식물과 플라그를 제거해 주세요.

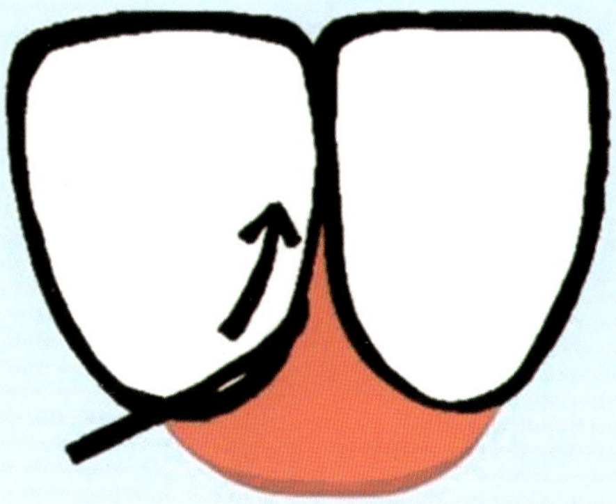

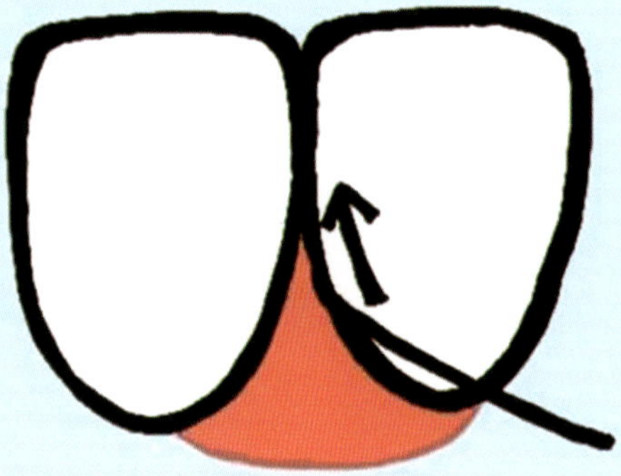

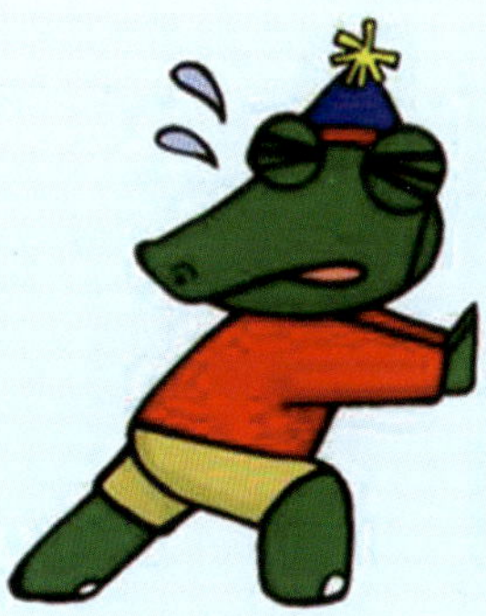

이 책은

치과위생사가 글을 짓고 그림을 그려 완성한

구강보건교육용 동화책입니다.

치과위생사는 치과위생사 면허를 소지하고 치과, 보건소 등에서

모든 사람들의 구강건강을 향상시키기 위해

구강보건교육, 구강병 예방처치 등의 업무를 하는 구강보건전문가입니다.

치요야~ 투투를 도와줘!

발행일 2016년 3월 3일
글쓴이 김 희 옥·박 미 향·박 수 진·정 이 슬·조 선 희·정 영 란
그린이 박 미 향
발행인 최 용 원
편 집 박 미 향
발행처 **대한나래출판사**
등 록 제2012-000051호(1994.6.10)

주 소 서울특별시 성동구 성수이로 147 (성수동2가 289-319번지)
아이에스비즈타워 903호
전 화 (02) 922-7080
팩 스 (02) 922-0841
이메일 nrpub@naver.com

Copyright ⓒ 2016 DaehanNarae Publishing, Inc.

ISBN 978-89-5741-441-5 **정가 12,000원**

본서는 저자와의 계약에 의해 **대한나래출판사**에서 발행합니다. 본서의 내용 중 본사의 서면동의 없이 일부 또는 전부를 무단으로 복제하는 것은 법으로 금지되어 있습니다.

*파본은 교환해 드립니다. **www.dhpub.com**